THE DIGESTIVE HEALTH JOURNAL

DAILY TRACKING for GI SYMPTOMS and OVERALL WELLNESS

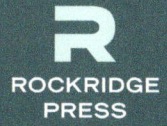

ROCKRIDGE PRESS

HOW TO USE THIS JOURNAL

For anyone experiencing chronic digestive health issues, this journal is here for you. Each day, you'll track your diet, sleep, mood, vitals, and symptoms. By doing so, you and your healthcare team will be able to detect patterns or possible issues that you might not have otherwise noticed. Tracking will also help you know whether a new approach or medication is helping your symptoms improve.

Although daily tracking may seem like a daunting task at first, rest assured that this journal is designed to make it as easy and straightforward as possible. You'll see checkboxes, scales, and symptom lists, all meant to simplify tracking and save time.

One tip as you fill out this journal: Attempt to track information as objectively as possible and try not to jump to conclusions in your notes. Consider yourself a detective gathering evidence—the answers will be revealed over the weeks as a result of your diligent documentation.

Following you'll find tips and explanations for how to fill out certain sections of the journal.

DIET NOTES

In addition to recording any associated physical reactions, try to track the time, location, and any emotional associations as much as you possibly can. For example, you may find that eating breakfast earlier in the day or at home—rather than later in the day or at work—is associated with a feeling of calm and fewer physical exacerbations.

Remember to also track your hydration. Use a droplet 💧 to represent each glass, or 8 to 10 ounces, of water you drink.

SLEEP, ENERGY, STRESS, AND MOOD SCALES

Each day, you'll rate the following categories on a scale of 1 to 5:

SLEEP QUALITY (1-2=POOR; 3=ADEQUATE; 4-5=VERY GOOD)
ENERGY (1=NOT ENERGIZED; 5=VERY ENERGIZED)
STRESS (1=NOT STRESSED; 5=VERY STRESSED)
MOOD (1=UNHAPPY; 5=VERY HAPPY)

BRISTOL STOOL CHART

The Bristol Stool Scale is a shorthand way of describing your stool. It will help you and your doctor understand how your digestive system is performing.

TYPE	DESCRIPTION
1—SEVERE CONSTIPATION	Separate hard lumps
2—MILD CONSTIPATION	Sausage-shaped and lumpy
3—NORMAL	Sausage-shaped with cracks in the surface
4—NORMAL	Smooth, soft sausage/snake
5—LACKING FIBER	Soft blobs with clear-cut edges
6—MILD DIARRHEA	Mushy consistency, ragged edges
7—SEVERE DIARRHEA	Liquid consistency

Best of luck on your health journey!

DATE: 11 / 20 / 2023

DIET

BREAKFAST
TIME: 7:40
- 2 peices of toast w/ chram cheese

NOTES: 300 cal

LUNCH
TIME: 11:00
- bagel w/ jelly and penut-botter
- choco milk

NOTES: 350 + 300

DINNER
TIME: 5:00
- dino nuggets

NOTES: 200 cal

SNACKS
- candy cane
- popcorn
- fruit

NOTES: 100 + 150 + 60 cal

WATER: 💧💧💧💧💧💧💧💧💧

NOTES: drink more choco milk

WEATHER: cold, then sunny

LAST NIGHT'S SLEEP: 8h 40m HRS   **QUALITY:** 1 (2) 3 4 5

ENERGY: 1 2 3 (4) 5
STRESS: (1) 2 3 4 5
MOOD: 1 2 (3) 4 5

ACTIVITY: walking

TIME: _____
WEIGHT: 69 lb
TEMPERATURE: _____
BLOOD PRESSURE: _____
PULSE: _____
SUGAR LEVEL: _____

MEDICATIONS

TIME	VITAMIN/MEDICATION	DOSAGE

BOWEL MOVEMENTS

TIME	TYPE	NOTES
	1 2 3 4 5 6 7	
	1 2 3 4 5 6 7	
	1 2 3 4 5 6 7	
	1 2 3 4 5 6 7	
	1 2 3 4 5 6 7	

SYMPTOMS

SYMPTOM	LOCATION ON BODY	SEVERITY (1–10)

DATE: ___/___/___

DIET

TIME: _____   NOTES

BREAKFAST

TIME: _____   NOTES

LUNCH

TIME: _____   NOTES

DINNER

NOTES

SNACKS

WATER: ⬇ ⬇ ⬇ ⬇ ⬇ ⬇ ⬇ ⬇

NOTES

WEATHER:

LAST NIGHT'S SLEEP: _____ HRS   QUALITY: 1   2   3   4   5

ENERGY: 1   2   3   4   5
STRESS: 1   2   3   4   5
MOOD: 1   2   3   4   5

ACTIVITY:

TIME: _____
WEIGHT: _____
TEMPERATURE: _____
BLOOD PRESSURE: _____
PULSE: _____
SUGAR LEVEL: _____

MEDICATIONS

TIME	VITAMIN/MEDICATION	DOSAGE

BOWEL MOVEMENTS

TIME	TYPE	NOTES
	1 2 3 4 5 6 7	
	1 2 3 4 5 6 7	
	1 2 3 4 5 6 7	
	1 2 3 4 5 6 7	
	1 2 3 4 5 6 7	

SYMPTOMS

SYMPTOM	LOCATION ON BODY	SEVERITY (1-10)

DATE: ___ / ___ / ___

DIET

TIME: _____   NOTES

BREAKFAST

TIME: _____   NOTES

LUNCH

TIME: _____   NOTES

DINNER

NOTES

SNACKS

WATER: 💧 💧 💧 💧 💧 💧 💧 💧

NOTES

WEATHER: _____

LAST NIGHT'S SLEEP: _____ HRS   **QUALITY:** 1 2 3 4 5

ENERGY: 1 2 3 4 5
STRESS: 1 2 3 4 5
MOOD: 1 2 3 4 5

ACTIVITY:

TIME: _____
WEIGHT: _____
TEMPERATURE: _____
BLOOD PRESSURE: _____
PULSE: _____
SUGAR LEVEL: _____

MEDICATIONS

TIME	VITAMIN/MEDICATION	DOSAGE

BOWEL MOVEMENTS

TIME	TYPE	NOTES
	1 2 3 4 5 6 7	
	1 2 3 4 5 6 7	
	1 2 3 4 5 6 7	
	1 2 3 4 5 6 7	
	1 2 3 4 5 6 7	

SYMPTOMS

SYMPTOM	LOCATION ON BODY	SEVERITY (1–10)

DATE: /   /

DIET

TIME: _____   NOTES

BREAKFAST

TIME: _____   NOTES

LUNCH

TIME: _____   NOTES

DINNER

                                              NOTES

SNACKS

WATER: 💧 💧 💧 💧 💧 💧 💧 💧 💧

NOTES

WEATHER:

LAST NIGHT'S SLEEP: _____ HRS   QUALITY: 1   2   3   4   5

ENERGY: 1   2   3   4   5
STRESS: 1   2   3   4   5
MOOD: 1   2   3   4   5

ACTIVITY:

TIME: _____

WEIGHT: _____

TEMPERATURE: _____

BLOOD PRESSURE: _____

PULSE: _____

SUGAR LEVEL: _____

MEDICATIONS

TIME	VITAMIN/MEDICATION	DOSAGE

BOWEL MOVEMENTS

TIME	TYPE	NOTES
	1 2 3 4 5 6 7	
	1 2 3 4 5 6 7	
	1 2 3 4 5 6 7	
	1 2 3 4 5 6 7	
	1 2 3 4 5 6 7	

SYMPTOMS

SYMPTOM	LOCATION ON BODY	SEVERITY (1-10)

DATE: / /

DIET

TIME: _____   NOTES

BREAKFAST

TIME: _____   NOTES

LUNCH

TIME: _____   NOTES

DINNER

NOTES

SNACKS

WATER: 💧 💧 💧 💧 💧 💧 💧 💧

NOTES

WEATHER:

LAST NIGHT'S SLEEP: _____ HRS   **QUALITY:** 1   2   3   4   5

ENERGY: 1   2   3   4   5
STRESS: 1   2   3   4   5
MOOD: 1   2   3   4   5

TIME: _____

WEIGHT: _____

TEMPERATURE: _____

BLOOD PRESSURE: _____

PULSE: _____

SUGAR LEVEL: _____

ACTIVITY:

MEDICATIONS

TIME	VITAMIN/MEDICATION	DOSAGE

BOWEL MOVEMENTS

TIME	TYPE	NOTES
	1 2 3 4 5 6 7	
	1 2 3 4 5 6 7	
	1 2 3 4 5 6 7	
	1 2 3 4 5 6 7	
	1 2 3 4 5 6 7	

SYMPTOMS

SYMPTOM	LOCATION ON BODY	SEVERITY (1-10)

DATE: / /

DIET

TIME: _____ NOTES

BREAKFAST

TIME: _____ NOTES

LUNCH

TIME: _____ NOTES

DINNER

NOTES

SNACKS

WATER: 💧 💧 💧 💧 💧 💧 💧 💧

NOTES

WEATHER: _____

LAST NIGHT'S SLEEP: ____ HRS   QUALITY: 1 2 3 4 5

ENERGY: 1 2 3 4 5
STRESS: 1 2 3 4 5
MOOD: 1 2 3 4 5

ACTIVITY:

TIME: _____
WEIGHT: _____
TEMPERATURE: _____
BLOOD PRESSURE: _____
PULSE: _____
SUGAR LEVEL: _____

MEDICATIONS

TIME	VITAMIN/MEDICATION	DOSAGE

BOWEL MOVEMENTS

TIME	TYPE	NOTES
	1 2 3 4 5 6 7	
	1 2 3 4 5 6 7	
	1 2 3 4 5 6 7	
	1 2 3 4 5 6 7	
	1 2 3 4 5 6 7	

SYMPTOMS

SYMPTOM	LOCATION ON BODY	SEVERITY (1–10)

DATE: /   /

DIET

TIME: _____   NOTES

BREAKFAST

TIME: _____   NOTES

LUNCH

TIME: _____   NOTES

DINNER

NOTES

SNACKS

WATER: 💧 💧 💧 💧 💧 💧 💧 💧

NOTES

WEATHER:

LAST NIGHT'S SLEEP: _____ HRS   **QUALITY:** 1 2 3 4 5

ENERGY: 1 2 3 4 5
STRESS: 1 2 3 4 5
MOOD: 1 2 3 4 5

ACTIVITY:

TIME: _____

WEIGHT: _____
TEMPERATURE: _____
BLOOD PRESSURE: _____
PULSE: _____
SUGAR LEVEL: _____

MEDICATIONS

TIME	VITAMIN/MEDICATION	DOSAGE

BOWEL MOVEMENTS

TIME	TYPE	NOTES
	1 2 3 4 5 6 7	
	1 2 3 4 5 6 7	
	1 2 3 4 5 6 7	
	1 2 3 4 5 6 7	
	1 2 3 4 5 6 7	

SYMPTOMS

SYMPTOM	LOCATION ON BODY	SEVERITY (1-10)

DATE: ___ / ___ / ___

DIET

TIME: _____   NOTES

BREAKFAST

TIME: _____   NOTES

LUNCH

TIME: _____   NOTES

DINNER

NOTES

SNACKS

WATER: 💧 💧 💧 💧 💧 💧 💧 💧

NOTES

WEATHER:

LAST NIGHT'S SLEEP: _____ HRS   **QUALITY:**   1   2   3   4   5

ENERGY: 1   2   3   4   5
STRESS: 1   2   3   4   5
MOOD: 1   2   3   4   5

TIME: _____

WEIGHT: _____

TEMPERATURE: _____

BLOOD PRESSURE: _____

PULSE: _____

SUGAR LEVEL: _____

ACTIVITY:

MEDICATIONS

TIME	VITAMIN/MEDICATION	DOSAGE

BOWEL MOVEMENTS

TIME	TYPE	NOTES
	1 2 3 4 5 6 7	
	1 2 3 4 5 6 7	
	1 2 3 4 5 6 7	
	1 2 3 4 5 6 7	
	1 2 3 4 5 6 7	

SYMPTOMS

SYMPTOM	LOCATION ON BODY	SEVERITY (1-10)

DATE: ___ / ___ / ___

DIET

TIME: _____   **NOTES**

BREAKFAST

TIME: _____   **NOTES**

LUNCH

TIME: _____   **NOTES**

DINNER

NOTES

SNACKS

WATER: 💧 💧 💧 💧 💧 💧 💧 💧 💧

NOTES

WEATHER:

LAST NIGHT'S SLEEP: _____ **HRS**   **QUALITY:** 1   2   3   4   5

ENERGY: 1 2 3 4 5
STRESS: 1 2 3 4 5
MOOD: 1 2 3 4 5

ACTIVITY:

TIME: _____
WEIGHT: _____
TEMPERATURE: _____
BLOOD PRESSURE: _____
PULSE: _____
SUGAR LEVEL: _____

MEDICATIONS

TIME	VITAMIN/MEDICATION	DOSAGE

BOWEL MOVEMENTS

TIME	TYPE	NOTES
	1 2 3 4 5 6 7	
	1 2 3 4 5 6 7	
	1 2 3 4 5 6 7	
	1 2 3 4 5 6 7	
	1 2 3 4 5 6 7	

SYMPTOMS

SYMPTOM	LOCATION ON BODY	SEVERITY (1–10)

DATE: / /

DIET

TIME: _____   NOTES

BREAKFAST

TIME: _____   NOTES

LUNCH

TIME: _____   NOTES

DINNER

NOTES

SNACKS

WATER: 💧 💧 💧 💧 💧 💧 💧 💧 💧

NOTES

WEATHER: _____

LAST NIGHT'S SLEEP: _____ HRS   **QUALITY:** 1 2 3 4 5

ENERGY: 1 2 3 4 5
STRESS: 1 2 3 4 5
MOOD: 1 2 3 4 5

ACTIVITY:

TIME: _____
WEIGHT: _____
TEMPERATURE: _____
BLOOD PRESSURE: _____
PULSE: _____
SUGAR LEVEL: _____

MEDICATIONS

TIME	VITAMIN/MEDICATION	DOSAGE

BOWEL MOVEMENTS

TIME	TYPE	NOTES
	1 2 3 4 5 6 7	
	1 2 3 4 5 6 7	
	1 2 3 4 5 6 7	
	1 2 3 4 5 6 7	
	1 2 3 4 5 6 7	

SYMPTOMS

SYMPTOM	LOCATION ON BODY	SEVERITY (1–10)

DATE: ___ / ___ / ___

DIET

TIME: _____   **NOTES**

BREAKFAST

TIME: _____   **NOTES**

LUNCH

TIME: _____   **NOTES**

DINNER

NOTES

SNACKS

WATER: ○ ○ ○ ○ ○ ○ ○ ○ ○

NOTES

WEATHER:

LAST NIGHT'S SLEEP: _____ HRS   **QUALITY:** 1 2 3 4 5

ENERGY: 1 2 3 4 5
STRESS: 1 2 3 4 5
MOOD: 1 2 3 4 5

ACTIVITY:

TIME: _____
WEIGHT: _____
TEMPERATURE: _____
BLOOD PRESSURE: _____
PULSE: _____
SUGAR LEVEL: _____

MEDICATIONS

TIME	VITAMIN/MEDICATION	DOSAGE

BOWEL MOVEMENTS

TIME	TYPE	NOTES
	1 2 3 4 5 6 7	
	1 2 3 4 5 6 7	
	1 2 3 4 5 6 7	
	1 2 3 4 5 6 7	
	1 2 3 4 5 6 7	

SYMPTOMS

SYMPTOM	LOCATION ON BODY	SEVERITY (1-10)

DATE: ___ / ___ / ___

DIET

TIME: _____   NOTES

BREAKFAST

TIME: _____   NOTES

LUNCH

TIME: _____   NOTES

DINNER

NOTES

SNACKS

WATER: ○ ○ ○ ○ ○ ○ ○ ○ ○

NOTES

WEATHER:

LAST NIGHT'S SLEEP: _____ HRS   QUALITY: 1 2 3 4 5

ENERGY: 1 2 3 4 5
STRESS: 1 2 3 4 5
MOOD: 1 2 3 4 5

ACTIVITY:

TIME: _____
WEIGHT: _____
TEMPERATURE: _____
BLOOD PRESSURE: _____
PULSE: _____
SUGAR LEVEL: _____

MEDICATIONS

TIME	VITAMIN/MEDICATION	DOSAGE

BOWEL MOVEMENTS

TIME	TYPE	NOTES
	1 2 3 4 5 6 7	
	1 2 3 4 5 6 7	
	1 2 3 4 5 6 7	
	1 2 3 4 5 6 7	
	1 2 3 4 5 6 7	

SYMPTOMS

SYMPTOM	LOCATION ON BODY	SEVERITY (1-10)

DATE: / /

DIET

TIME: _____ NOTES

BREAKFAST

TIME: _____ NOTES

LUNCH

TIME: _____ NOTES

DINNER

NOTES

SNACKS

WATER: 💧 💧 💧 💧 💧 💧 💧 💧 💧

NOTES

WEATHER:

LAST NIGHT'S SLEEP: _____ **HRS**   **QUALITY:** 1 2 3 4 5

ENERGY: 1 2 3 4 5
STRESS: 1 2 3 4 5
MOOD: 1 2 3 4 5

TIME: _____

WEIGHT: _____

TEMPERATURE: _____

BLOOD PRESSURE: _____

PULSE: _____

SUGAR LEVEL: _____

ACTIVITY:

MEDICATIONS

TIME	VITAMIN/MEDICATION	DOSAGE

BOWEL MOVEMENTS

TIME	TYPE	NOTES
	1 2 3 4 5 6 7	
	1 2 3 4 5 6 7	
	1 2 3 4 5 6 7	
	1 2 3 4 5 6 7	
	1 2 3 4 5 6 7	

SYMPTOMS

SYMPTOM	LOCATION ON BODY	SEVERITY (1-10)

DATE: /   /

DIET

TIME: _____   **NOTES**

BREAKFAST

TIME: _____   **NOTES**

LUNCH

TIME: _____   **NOTES**

DINNER

NOTES

SNACKS

WATER: 💧 💧 💧 💧 💧 💧 💧 💧 💧

NOTES

WEATHER:

LAST NIGHT'S SLEEP: _____ **HRS**   **QUALITY:** 1 2 3 4 5

ENERGY: 1 2 3 4 5
STRESS: 1 2 3 4 5
MOOD: 1 2 3 4 5

TIME: _____

WEIGHT: _____

TEMPERATURE: _____

BLOOD PRESSURE: _____

PULSE: _____

SUGAR LEVEL: _____

ACTIVITY:

MEDICATIONS

TIME	VITAMIN/MEDICATION	DOSAGE

BOWEL MOVEMENTS

TIME	TYPE	NOTES
	1 2 3 4 5 6 7	
	1 2 3 4 5 6 7	
	1 2 3 4 5 6 7	
	1 2 3 4 5 6 7	
	1 2 3 4 5 6 7	

SYMPTOMS

SYMPTOM	LOCATION ON BODY	SEVERITY (1-10)

DATE: ___ / ___ / ___

DIET

TIME: _____ NOTES

BREAKFAST

TIME: _____ NOTES

LUNCH

TIME: _____ NOTES

DINNER

NOTES

SNACKS

WATER: 💧 💧 💧 💧 💧 💧 💧 💧 💧

NOTES

WEATHER:

LAST NIGHT'S SLEEP: _____ HRS   **QUALITY:** 1 2 3 4 5

ENERGY: 1 2 3 4 5
STRESS: 1 2 3 4 5
MOOD: 1 2 3 4 5

TIME: _____
WEIGHT: _____
TEMPERATURE: _____
BLOOD PRESSURE: _____
PULSE: _____
SUGAR LEVEL: _____

ACTIVITY:

MEDICATIONS

TIME	VITAMIN/MEDICATION	DOSAGE

BOWEL MOVEMENTS

TIME	TYPE	NOTES
	1 2 3 4 5 6 7	
	1 2 3 4 5 6 7	
	1 2 3 4 5 6 7	
	1 2 3 4 5 6 7	
	1 2 3 4 5 6 7	

SYMPTOMS

SYMPTOM	LOCATION ON BODY	SEVERITY (1-10)

DATE: /   /

DIET

TIME: _____   NOTES

BREAKFAST

TIME: _____   NOTES

LUNCH

TIME: _____   NOTES

DINNER

NOTES

SNACKS

WATER: 💧 💧 💧 💧 💧 💧 💧 💧

NOTES

WEATHER:

LAST NIGHT'S SLEEP: _____ HRS   QUALITY: 1   2   3   4   5

ENERGY: 1 2 3 4 5
STRESS: 1 2 3 4 5
MOOD: 1 2 3 4 5

ACTIVITY:

TIME: _____

WEIGHT: _____
TEMPERATURE: _____
BLOOD PRESSURE: _____
PULSE: _____
SUGAR LEVEL: _____

MEDICATIONS

TIME	VITAMIN/MEDICATION	DOSAGE

BOWEL MOVEMENTS

TIME	TYPE	NOTES
	1 2 3 4 5 6 7	
	1 2 3 4 5 6 7	
	1 2 3 4 5 6 7	
	1 2 3 4 5 6 7	
	1 2 3 4 5 6 7	

SYMPTOMS

SYMPTOM	LOCATION ON BODY	SEVERITY (1–10)

DATE: ___ / ___ / ___

DIET

TIME: _____   NOTES

BREAKFAST

TIME: _____   NOTES

LUNCH

TIME: _____   NOTES

DINNER

NOTES

SNACKS

WATER: ◯ ◯ ◯ ◯ ◯ ◯ ◯ ◯ ◯

NOTES

WEATHER:

LAST NIGHT'S SLEEP: _____ **HRS** **QUALITY:** 1 2 3 4 5

ENERGY: 1 2 3 4 5
STRESS: 1 2 3 4 5
MOOD: 1 2 3 4 5

ACTIVITY:

TIME: _____

WEIGHT: _____

TEMPERATURE: _____

BLOOD PRESSURE: _____

PULSE: _____

SUGAR LEVEL: _____

MEDICATIONS

TIME	VITAMIN/MEDICATION	DOSAGE

BOWEL MOVEMENTS

TIME	TYPE	NOTES
	1 2 3 4 5 6 7	
	1 2 3 4 5 6 7	
	1 2 3 4 5 6 7	
	1 2 3 4 5 6 7	
	1 2 3 4 5 6 7	

SYMPTOMS

SYMPTOM	LOCATION ON BODY	SEVERITY (1-10)

DATE: ___ / ___ / ___

DIET

TIME: _____ NOTES

BREAKFAST

TIME: _____ NOTES

LUNCH

TIME: _____ NOTES

DINNER

NOTES

SNACKS

WATER: 💧 💧 💧 💧 💧 💧 💧 💧 💧

NOTES

WEATHER:

LAST NIGHT'S SLEEP: _____ HRS   QUALITY: 1   2   3   4   5

ENERGY: 1   2   3   4   5
STRESS: 1   2   3   4   5
MOOD: 1   2   3   4   5

TIME: _____

WEIGHT: _____

TEMPERATURE: _____

BLOOD PRESSURE: _____

PULSE: _____

SUGAR LEVEL: _____

ACTIVITY:

MEDICATIONS

TIME	VITAMIN/MEDICATION	DOSAGE

BOWEL MOVEMENTS

TIME	TYPE	NOTES
	1 2 3 4 5 6 7	
	1 2 3 4 5 6 7	
	1 2 3 4 5 6 7	
	1 2 3 4 5 6 7	
	1 2 3 4 5 6 7	

SYMPTOMS

SYMPTOM	LOCATION ON BODY	SEVERITY (1–10)

DATE: /   /

DIET

TIME: _____   NOTES

BREAKFAST

TIME: _____   NOTES

LUNCH

TIME: _____   NOTES

DINNER

NOTES

SNACKS

WATER: 💧 💧 💧 💧 💧 💧 💧 💧

NOTES

WEATHER:

LAST NIGHT'S SLEEP: _____ **HRS**   **QUALITY:** 1 2 3 4 5

ENERGY: 1 2 3 4 5
STRESS: 1 2 3 4 5
MOOD: 1 2 3 4 5

ACTIVITY:

TIME: _____

WEIGHT: _____
TEMPERATURE: _____
BLOOD PRESSURE: _____
PULSE: _____
SUGAR LEVEL: _____

MEDICATIONS

TIME	VITAMIN/MEDICATION	DOSAGE

BOWEL MOVEMENTS

TIME	TYPE	NOTES
	1 2 3 4 5 6 7	
	1 2 3 4 5 6 7	
	1 2 3 4 5 6 7	
	1 2 3 4 5 6 7	
	1 2 3 4 5 6 7	

SYMPTOMS

SYMPTOM	LOCATION ON BODY	SEVERITY (1-10)

DATE: ___ / ___ / ___

DIET

TIME: _____   NOTES

BREAKFAST

TIME: _____   NOTES

LUNCH

TIME: _____   NOTES

DINNER

NOTES

SNACKS

WATER: 💧 💧 💧 💧 💧 💧 💧 💧

NOTES

WEATHER: _____

LAST NIGHT'S SLEEP: _____ **HRS**   **QUALITY:** 1 2 3 4 5

ENERGY: 1 2 3 4 5
STRESS: 1 2 3 4 5
MOOD: 1 2 3 4 5

TIME: _____
WEIGHT: _____
TEMPERATURE: _____
BLOOD PRESSURE: _____
PULSE: _____
SUGAR LEVEL: _____

ACTIVITY:

MEDICATIONS

TIME	VITAMIN/MEDICATION	DOSAGE

BOWEL MOVEMENTS

TIME	TYPE	NOTES
	1 2 3 4 5 6 7	
	1 2 3 4 5 6 7	
	1 2 3 4 5 6 7	
	1 2 3 4 5 6 7	
	1 2 3 4 5 6 7	

SYMPTOMS

SYMPTOM	LOCATION ON BODY	SEVERITY (1–10)

DATE: /   /

DIET

TIME: _____ | NOTES

BREAKFAST

TIME: _____ | NOTES

LUNCH

TIME: _____ | NOTES

DINNER

NOTES

SNACKS

WATER: 💧 💧 💧 💧 💧 💧 💧 💧 💧

NOTES

WEATHER:

| LAST NIGHT'S SLEEP: ____ HRS | QUALITY: 1 2 3 4 5 |

ENERGY: 1 2 3 4 5
STRESS: 1 2 3 4 5
MOOD: 1 2 3 4 5

ACTIVITY:

TIME: _____
WEIGHT: _____
TEMPERATURE: _____
BLOOD PRESSURE: _____
PULSE: _____
SUGAR LEVEL: _____

MEDICATIONS

TIME	VITAMIN/MEDICATION	DOSAGE

BOWEL MOVEMENTS

TIME	TYPE	NOTES
	1 2 3 4 5 6 7	
	1 2 3 4 5 6 7	
	1 2 3 4 5 6 7	
	1 2 3 4 5 6 7	
	1 2 3 4 5 6 7	

SYMPTOMS

SYMPTOM	LOCATION ON BODY	SEVERITY (1-10)

DATE: ___ / ___ / ___

DIET

BREAKFAST
TIME: _____ NOTES

LUNCH
TIME: _____ NOTES

DINNER
TIME: _____ NOTES

SNACKS
NOTES

WATER: 💧 💧 💧 💧 💧 💧 💧 💧

NOTES

WEATHER:

LAST NIGHT'S SLEEP: _____ HRS   **QUALITY:** 1 2 3 4 5

ENERGY: 1 2 3 4 5
STRESS: 1 2 3 4 5
MOOD: 1 2 3 4 5

TIME: _____
WEIGHT: _____
TEMPERATURE: _____
BLOOD PRESSURE: _____
PULSE: _____
SUGAR LEVEL: _____

ACTIVITY:

MEDICATIONS

TIME	VITAMIN/MEDICATION	DOSAGE

BOWEL MOVEMENTS

TIME	TYPE	NOTES
	1 2 3 4 5 6 7	
	1 2 3 4 5 6 7	
	1 2 3 4 5 6 7	
	1 2 3 4 5 6 7	
	1 2 3 4 5 6 7	

SYMPTOMS

SYMPTOM	LOCATION ON BODY	SEVERITY (1–10)

DATE: / /

DIET

TIME: _____ **NOTES**

BREAKFAST

TIME: _____ **NOTES**

LUNCH

TIME: _____ **NOTES**

DINNER

NOTES

SNACKS

WATER: 💧 💧 💧 💧 💧 💧 💧 💧 💧

NOTES

WEATHER:

LAST NIGHT'S SLEEP: _____ HRS   QUALITY: 1   2   3   4   5

ENERGY: 1 2 3 4 5
STRESS: 1 2 3 4 5
MOOD: 1 2 3 4 5

TIME: _____

WEIGHT: _____

TEMPERATURE: _____

BLOOD PRESSURE: _____

PULSE: _____

SUGAR LEVEL: _____

ACTIVITY:

MEDICATIONS

TIME	VITAMIN/MEDICATION	DOSAGE

BOWEL MOVEMENTS

TIME	TYPE	NOTES
	1 2 3 4 5 6 7	
	1 2 3 4 5 6 7	
	1 2 3 4 5 6 7	
	1 2 3 4 5 6 7	
	1 2 3 4 5 6 7	

SYMPTOMS

SYMPTOM	LOCATION ON BODY	SEVERITY (1-10)

DATE: ___ / ___ / ___

DIET

TIME: _____   **NOTES**

BREAKFAST

TIME: _____   **NOTES**

LUNCH

TIME: _____   **NOTES**

DINNER

NOTES

SNACKS

WATER: 💧 💧 💧 💧 💧 💧 💧 💧

NOTES

WEATHER:

LAST NIGHT'S SLEEP: _____ HRS   **QUALITY:** 1 2 3 4 5

ENERGY: 1 2 3 4 5
STRESS: 1 2 3 4 5
MOOD: 1 2 3 4 5

TIME: _____

WEIGHT: _____

TEMPERATURE: _____

BLOOD PRESSURE: _____

PULSE: _____

SUGAR LEVEL: _____

ACTIVITY:

MEDICATIONS

TIME	VITAMIN/MEDICATION	DOSAGE

BOWEL MOVEMENTS

TIME	TYPE	NOTES
	1 2 3 4 5 6 7	
	1 2 3 4 5 6 7	
	1 2 3 4 5 6 7	
	1 2 3 4 5 6 7	
	1 2 3 4 5 6 7	

SYMPTOMS

SYMPTOM	LOCATION ON BODY	SEVERITY (1–10)

DATE: ___ / ___ / ___

DIET

TIME: _____   NOTES

BREAKFAST

TIME: _____   NOTES

LUNCH

TIME: _____   NOTES

DINNER

NOTES

SNACKS

WATER: 💧 💧 💧 💧 💧 💧 💧 💧

NOTES

WEATHER:

LAST NIGHT'S SLEEP: _____ HRS   **QUALITY:** 1   2   3   4   5

ENERGY: 1   2   3   4   5
STRESS: 1   2   3   4   5
MOOD: 1   2   3   4   5

ACTIVITY:

TIME: _____
WEIGHT: _____
TEMPERATURE: _____
BLOOD PRESSURE: _____
PULSE: _____
SUGAR LEVEL: _____

MEDICATIONS

TIME	VITAMIN/MEDICATION	DOSAGE

BOWEL MOVEMENTS

TIME	TYPE	NOTES
	1 2 3 4 5 6 7	
	1 2 3 4 5 6 7	
	1 2 3 4 5 6 7	
	1 2 3 4 5 6 7	
	1 2 3 4 5 6 7	

SYMPTOMS

SYMPTOM	LOCATION ON BODY	SEVERITY (1–10)

DATE: / /

DIET

TIME: _____   NOTES

BREAKFAST

TIME: _____   NOTES

LUNCH

TIME: _____   NOTES

DINNER

NOTES

SNACKS

WATER: ○ ○ ○ ○ ○ ○ ○ ○

NOTES

WEATHER:

LAST NIGHT'S SLEEP: _____ HRS   QUALITY: 1   2   3   4   5

ENERGY: 1   2   3   4   5
STRESS: 1   2   3   4   5
MOOD: 1   2   3   4   5

ACTIVITY:

TIME: _____

WEIGHT: _____
TEMPERATURE: _____
BLOOD PRESSURE: _____
PULSE: _____
SUGAR LEVEL: _____

MEDICATIONS

TIME	VITAMIN/MEDICATION	DOSAGE

BOWEL MOVEMENTS

TIME	TYPE	NOTES
	1 2 3 4 5 6 7	
	1 2 3 4 5 6 7	
	1 2 3 4 5 6 7	
	1 2 3 4 5 6 7	
	1 2 3 4 5 6 7	

SYMPTOMS

SYMPTOM	LOCATION ON BODY	SEVERITY (1-10)

DATE: ___ / ___ / ___

DIET

TIME: _____ NOTES

BREAKFAST

TIME: _____ NOTES

LUNCH

TIME: _____ NOTES

DINNER

NOTES

SNACKS

WATER: 💧 💧 💧 💧 💧 💧 💧 💧

NOTES

WEATHER:

LAST NIGHT'S SLEEP: _____ HRS   **QUALITY:** 1 2 3 4 5

ENERGY: 1 2 3 4 5
STRESS: 1 2 3 4 5
MOOD: 1 2 3 4 5

ACTIVITY:

TIME: _____
WEIGHT: _____
TEMPERATURE: _____
BLOOD PRESSURE: _____
PULSE: _____
SUGAR LEVEL: _____

MEDICATIONS

TIME	VITAMIN/MEDICATION	DOSAGE

BOWEL MOVEMENTS

TIME	TYPE	NOTES
	1 2 3 4 5 6 7	
	1 2 3 4 5 6 7	
	1 2 3 4 5 6 7	
	1 2 3 4 5 6 7	
	1 2 3 4 5 6 7	

SYMPTOMS

SYMPTOM	LOCATION ON BODY	SEVERITY (1-10)

DATE: /   /

DIET

TIME: _____   NOTES

BREAKFAST

TIME: _____   NOTES

LUNCH

TIME: _____   NOTES

DINNER

NOTES

SNACKS

WATER: 💧 💧 💧 💧 💧 💧 💧 💧

NOTES

WEATHER:

LAST NIGHT'S SLEEP: _____ HRS   **QUALITY:**   1   2   3   4   5

ENERGY: 1   2   3   4   5
STRESS: 1   2   3   4   5
MOOD: 1   2   3   4   5

TIME: _____

WEIGHT: _____

TEMPERATURE: _____

BLOOD PRESSURE: _____

PULSE: _____

SUGAR LEVEL: _____

ACTIVITY:

MEDICATIONS

TIME	VITAMIN/MEDICATION	DOSAGE

BOWEL MOVEMENTS

TIME	TYPE	NOTES
	1 2 3 4 5 6 7	
	1 2 3 4 5 6 7	
	1 2 3 4 5 6 7	
	1 2 3 4 5 6 7	
	1 2 3 4 5 6 7	

SYMPTOMS

SYMPTOM	LOCATION ON BODY	SEVERITY (1–10)

DATE: /   /

DIET

TIME: _____   NOTES

BREAKFAST

TIME: _____   NOTES

LUNCH

TIME: _____   NOTES

DINNER

NOTES

SNACKS

WATER: 💧 💧 💧 💧 💧 💧 💧 💧 💧

NOTES

WEATHER:

LAST NIGHT'S SLEEP: ____ **HRS**   **QUALITY:** 1   2   3   4   5

ENERGY: 1   2   3   4   5
STRESS: 1   2   3   4   5
MOOD: 1   2   3   4   5

ACTIVITY:

TIME: _____

WEIGHT: _____

TEMPERATURE: _____

BLOOD PRESSURE: _____

PULSE: _____

SUGAR LEVEL: _____

MEDICATIONS

TIME	VITAMIN/MEDICATION	DOSAGE

BOWEL MOVEMENTS

TIME	TYPE	NOTES
	1 2 3 4 5 6 7	
	1 2 3 4 5 6 7	
	1 2 3 4 5 6 7	
	1 2 3 4 5 6 7	
	1 2 3 4 5 6 7	

SYMPTOMS

SYMPTOM	LOCATION ON BODY	SEVERITY (1-10)

DATE: /   /

DIET

TIME: _____   **NOTES**

BREAKFAST

TIME: _____   **NOTES**

LUNCH

TIME: _____   **NOTES**

DINNER

NOTES

SNACKS

WATER: ◯ ◯ ◯ ◯ ◯ ◯ ◯ ◯ ◯

NOTES

WEATHER:

LAST NIGHT'S SLEEP: _____ **HRS**   **QUALITY:** 1 2 3 4 5

ENERGY: 1 2 3 4 5
STRESS: 1 2 3 4 5
MOOD: 1 2 3 4 5

TIME: _____

WEIGHT: _____

TEMPERATURE: _____

BLOOD PRESSURE: _____

PULSE: _____

SUGAR LEVEL: _____

ACTIVITY:

MEDICATIONS

TIME	VITAMIN/MEDICATION	DOSAGE

BOWEL MOVEMENTS

TIME	TYPE	NOTES
	1 2 3 4 5 6 7	
	1 2 3 4 5 6 7	
	1 2 3 4 5 6 7	
	1 2 3 4 5 6 7	
	1 2 3 4 5 6 7	

SYMPTOMS

SYMPTOM	LOCATION ON BODY	SEVERITY (1–10)

DATE: ___ / ___ / ___

DIET

TIME: _____   NOTES

BREAKFAST

TIME: _____   NOTES

LUNCH

TIME: _____   NOTES

DINNER

                                                    NOTES

SNACKS

WATER: 💧 💧 💧 💧 💧 💧 💧 💧 💧

NOTES

WEATHER:

LAST NIGHT'S SLEEP: _____ **HRS**   **QUALITY:** 1 2 3 4 5

ENERGY: 1 2 3 4 5
STRESS: 1 2 3 4 5
MOOD: 1 2 3 4 5

ACTIVITY:

TIME: _____

WEIGHT: _____
TEMPERATURE: _____
BLOOD PRESSURE: _____
PULSE: _____
SUGAR LEVEL: _____

MEDICATIONS

TIME	VITAMIN/MEDICATION	DOSAGE

BOWEL MOVEMENTS

TIME	TYPE	NOTES
	1 2 3 4 5 6 7	
	1 2 3 4 5 6 7	
	1 2 3 4 5 6 7	
	1 2 3 4 5 6 7	
	1 2 3 4 5 6 7	

SYMPTOMS

SYMPTOM	LOCATION ON BODY	SEVERITY (1-10)

DATE: ___ / ___ / ___

DIET

TIME: _____   NOTES

BREAKFAST

TIME: _____   NOTES

LUNCH

TIME: _____   NOTES

DINNER

NOTES

SNACKS

WATER: 💧 💧 💧 💧 💧 💧 💧 💧

NOTES

WEATHER:

LAST NIGHT'S SLEEP: _____ **HRS**   **QUALITY:** 1 2 3 4 5

ENERGY: 1 2 3 4 5
STRESS: 1 2 3 4 5
MOOD: 1 2 3 4 5

ACTIVITY:

TIME: _____
WEIGHT: _____
TEMPERATURE: _____
BLOOD PRESSURE: _____
PULSE: _____
SUGAR LEVEL: _____

MEDICATIONS

TIME	VITAMIN/MEDICATION	DOSAGE

BOWEL MOVEMENTS

TIME	TYPE	NOTES
	1 2 3 4 5 6 7	
	1 2 3 4 5 6 7	
	1 2 3 4 5 6 7	
	1 2 3 4 5 6 7	
	1 2 3 4 5 6 7	

SYMPTOMS

SYMPTOM	LOCATION ON BODY	SEVERITY (1-10)

DATE: ___ / ___ / ___

DIET

TIME: _____   NOTES

BREAKFAST

TIME: _____   NOTES

LUNCH

TIME: _____   NOTES

DINNER

NOTES

SNACKS

WATER: 💧 💧 💧 💧 💧 💧 💧 💧 💧

NOTES

WEATHER:

LAST NIGHT'S SLEEP: _____ HRS   **QUALITY:** 1   2   3   4   5

ENERGY: 1   2   3   4   5
STRESS: 1   2   3   4   5
MOOD: 1   2   3   4   5

TIME: _____

WEIGHT: _____

TEMPERATURE: _____

BLOOD PRESSURE: _____

PULSE: _____

SUGAR LEVEL: _____

ACTIVITY:

MEDICATIONS

TIME	VITAMIN/MEDICATION	DOSAGE

BOWEL MOVEMENTS

TIME	TYPE	NOTES
	1 2 3 4 5 6 7	
	1 2 3 4 5 6 7	
	1 2 3 4 5 6 7	
	1 2 3 4 5 6 7	
	1 2 3 4 5 6 7	

SYMPTOMS

SYMPTOM	LOCATION ON BODY	SEVERITY (1-10)

DATE: ___ / ___ / ___

DIET

TIME: _____ | NOTES

BREAKFAST

TIME: _____ | NOTES

LUNCH

TIME: _____ | NOTES

DINNER

NOTES

SNACKS

WATER: 💧 💧 💧 💧 💧 💧 💧 💧 💧

NOTES

WEATHER:

LAST NIGHT'S SLEEP: _____ HRS   QUALITY: 1   2   3   4   5

ENERGY: 1   2   3   4   5
STRESS: 1   2   3   4   5
MOOD: 1   2   3   4   5

ACTIVITY:

TIME: _____

WEIGHT: _____

TEMPERATURE: _____

BLOOD PRESSURE: _____

PULSE: _____

SUGAR LEVEL: _____

MEDICATIONS

TIME	VITAMIN/MEDICATION	DOSAGE

BOWEL MOVEMENTS

TIME	TYPE	NOTES
	1 2 3 4 5 6 7	
	1 2 3 4 5 6 7	
	1 2 3 4 5 6 7	
	1 2 3 4 5 6 7	
	1 2 3 4 5 6 7	

SYMPTOMS

SYMPTOM	LOCATION ON BODY	SEVERITY (1-10)

DATE: ___ / ___ / ___

DIET

TIME: _____ | NOTES

BREAKFAST

TIME: _____ | NOTES

LUNCH

TIME: _____ | NOTES

DINNER

NOTES

SNACKS

WATER: 💧 💧 💧 💧 💧 💧 💧 💧 💧

NOTES

WEATHER:

LAST NIGHT'S SLEEP: _____ HRS   QUALITY: 1   2   3   4   5

ENERGY: 1   2   3   4   5
STRESS: 1   2   3   4   5
MOOD: 1   2   3   4   5

TIME: _____

WEIGHT: _____

TEMPERATURE: _____

BLOOD PRESSURE: _____

PULSE: _____

SUGAR LEVEL: _____

ACTIVITY:

MEDICATIONS

TIME	VITAMIN/MEDICATION	DOSAGE

BOWEL MOVEMENTS

TIME	TYPE	NOTES
	1 2 3 4 5 6 7	
	1 2 3 4 5 6 7	
	1 2 3 4 5 6 7	
	1 2 3 4 5 6 7	
	1 2 3 4 5 6 7	

SYMPTOMS

SYMPTOM	LOCATION ON BODY	SEVERITY (1-10)

DATE: /   /

DIET

TIME: _____   NOTES

BREAKFAST

TIME: _____   NOTES

LUNCH

TIME: _____   NOTES

DINNER

NOTES

SNACKS

WATER: ◊ ◊ ◊ ◊ ◊ ◊ ◊ ◊ ◊

NOTES

WEATHER:

LAST NIGHT'S SLEEP: _____ HRS   **QUALITY:** 1 2 3 4 5

ENERGY: 1 2 3 4 5
STRESS: 1 2 3 4 5
MOOD: 1 2 3 4 5

ACTIVITY:

TIME: _____
WEIGHT: _____
TEMPERATURE: _____
BLOOD PRESSURE: _____
PULSE: _____
SUGAR LEVEL: _____

MEDICATIONS

TIME	VITAMIN/MEDICATION	DOSAGE

BOWEL MOVEMENTS

TIME	TYPE	NOTES
	1 2 3 4 5 6 7	
	1 2 3 4 5 6 7	
	1 2 3 4 5 6 7	
	1 2 3 4 5 6 7	
	1 2 3 4 5 6 7	

SYMPTOMS

SYMPTOM	LOCATION ON BODY	SEVERITY (1-10)

DATE: ___ / ___ / ___

DIET

TIME: _____   NOTES

BREAKFAST

TIME: _____   NOTES

LUNCH

TIME: _____   NOTES

DINNER

NOTES

SNACKS

WATER: 💧 💧 💧 💧 💧 💧 💧 💧

NOTES

WEATHER:

LAST NIGHT'S SLEEP: _____ HRS   **QUALITY:** 1 2 3 4 5

ENERGY: 1 2 3 4 5
STRESS: 1 2 3 4 5
MOOD: 1 2 3 4 5

TIME: _____

WEIGHT: _____

TEMPERATURE: _____

BLOOD PRESSURE: _____

PULSE: _____

SUGAR LEVEL: _____

ACTIVITY:

MEDICATIONS

TIME	VITAMIN/MEDICATION	DOSAGE

BOWEL MOVEMENTS

TIME	TYPE	NOTES
	1 2 3 4 5 6 7	
	1 2 3 4 5 6 7	
	1 2 3 4 5 6 7	
	1 2 3 4 5 6 7	
	1 2 3 4 5 6 7	

SYMPTOMS

SYMPTOM	LOCATION ON BODY	SEVERITY (1–10)

DATE: /   /

DIET

TIME: _____   NOTES

BREAKFAST

TIME: _____   NOTES

LUNCH

TIME: _____   NOTES

DINNER

NOTES

SNACKS

WATER: 💧 💧 💧 💧 💧 💧 💧 💧 💧

NOTES

WEATHER: _____

LAST NIGHT'S SLEEP: _____ HRS　　**QUALITY:** 1　2　3　4　5

ENERGY: 1　2　3　4　5
STRESS: 1　2　3　4　5
MOOD: 1　2　3　4　5

ACTIVITY:

TIME: _____
WEIGHT: _____
TEMPERATURE: _____
BLOOD PRESSURE: _____
PULSE: _____
SUGAR LEVEL: _____

MEDICATIONS

TIME	VITAMIN/MEDICATION	DOSAGE

BOWEL MOVEMENTS

TIME	TYPE	NOTES
	1　2　3　4　5　6　7	
	1　2　3　4　5　6　7	
	1　2　3　4　5　6　7	
	1　2　3　4　5　6　7	
	1　2　3　4　5　6　7	

SYMPTOMS

SYMPTOM	LOCATION ON BODY	SEVERITY (1–10)

DATE: ___ / ___ / ___

DIET

TIME: _____   **NOTES**

BREAKFAST

TIME: _____   **NOTES**

LUNCH

TIME: _____   **NOTES**

DINNER

NOTES

SNACKS

WATER: ○ ○ ○ ○ ○ ○ ○ ○ ○

NOTES

WEATHER:

LAST NIGHT'S SLEEP: _____ HRS   **QUALITY:** 1 2 3 4 5

ENERGY: 1 2 3 4 5
STRESS: 1 2 3 4 5
MOOD: 1 2 3 4 5

ACTIVITY:

TIME: _____
WEIGHT: _____
TEMPERATURE: _____
BLOOD PRESSURE: _____
PULSE: _____
SUGAR LEVEL: _____

MEDICATIONS

TIME	VITAMIN/MEDICATION	DOSAGE

BOWEL MOVEMENTS

TIME	TYPE	NOTES
	1 2 3 4 5 6 7	
	1 2 3 4 5 6 7	
	1 2 3 4 5 6 7	
	1 2 3 4 5 6 7	
	1 2 3 4 5 6 7	

SYMPTOMS

SYMPTOM	LOCATION ON BODY	SEVERITY (1-10)

DATE: ___ / ___ / ___

DIET

TIME: _____ NOTES

BREAKFAST

TIME: _____ NOTES

LUNCH

TIME: _____ NOTES

DINNER

NOTES

SNACKS

WATER: ○ ○ ○ ○ ○ ○ ○ ○ ○

NOTES

WEATHER:

LAST NIGHT'S SLEEP: _____ HRS   **QUALITY:** 1   2   3   4   5

ENERGY: 1   2   3   4   5
STRESS: 1   2   3   4   5
MOOD: 1   2   3   4   5

TIME: _____

WEIGHT: _____
TEMPERATURE: _____
BLOOD PRESSURE: _____
PULSE: _____
SUGAR LEVEL: _____

ACTIVITY:

MEDICATIONS

TIME	VITAMIN/MEDICATION	DOSAGE

BOWEL MOVEMENTS

TIME	TYPE	NOTES
	1 2 3 4 5 6 7	
	1 2 3 4 5 6 7	
	1 2 3 4 5 6 7	
	1 2 3 4 5 6 7	
	1 2 3 4 5 6 7	

SYMPTOMS

SYMPTOM	LOCATION ON BODY	SEVERITY (1-10)

DATE: / /

DIET

TIME: _____ NOTES

BREAKFAST

TIME: _____ NOTES

LUNCH

TIME: _____ NOTES

DINNER

NOTES

SNACKS

WATER: 💧 💧 💧 💧 💧 💧 💧 💧 💧

NOTES

WEATHER:

LAST NIGHT'S SLEEP: _____ HRS   **QUALITY:** 1 2 3 4 5

ENERGY: 1 2 3 4 5
STRESS: 1 2 3 4 5
MOOD: 1 2 3 4 5

TIME: _____

WEIGHT: _____
TEMPERATURE: _____
BLOOD PRESSURE: _____
PULSE: _____
SUGAR LEVEL: _____

ACTIVITY:

MEDICATIONS

TIME	VITAMIN/MEDICATION	DOSAGE

BOWEL MOVEMENTS

TIME	TYPE	NOTES
	1 2 3 4 5 6 7	
	1 2 3 4 5 6 7	
	1 2 3 4 5 6 7	
	1 2 3 4 5 6 7	
	1 2 3 4 5 6 7	

SYMPTOMS

SYMPTOM	LOCATION ON BODY	SEVERITY (1-10)

DATE: ___ / ___ / ___

DIET

TIME: _____   NOTES

BREAKFAST

TIME: _____   NOTES

LUNCH

TIME: _____   NOTES

DINNER

NOTES

SNACKS

WATER: ⬦ ⬦ ⬦ ⬦ ⬦ ⬦ ⬦ ⬦ ⬦

NOTES

WEATHER: _____

LAST NIGHT'S SLEEP: ____ HRS   **QUALITY:** 1 2 3 4 5

ENERGY: 1 2 3 4 5
STRESS: 1 2 3 4 5
MOOD: 1 2 3 4 5

TIME: _____
WEIGHT: _____
TEMPERATURE: _____
BLOOD PRESSURE: _____
PULSE: _____
SUGAR LEVEL: _____

ACTIVITY:

MEDICATIONS

TIME	VITAMIN/MEDICATION	DOSAGE

BOWEL MOVEMENTS

TIME	TYPE	NOTES
	1 2 3 4 5 6 7	
	1 2 3 4 5 6 7	
	1 2 3 4 5 6 7	
	1 2 3 4 5 6 7	
	1 2 3 4 5 6 7	

SYMPTOMS

SYMPTOM	LOCATION ON BODY	SEVERITY (1–10)

DATE: ___ / ___ / ___

DIET

TIME: _____   **NOTES**

BREAKFAST

TIME: _____   **NOTES**

LUNCH

TIME: _____   **NOTES**

DINNER

NOTES

SNACKS

WATER: 💧 💧 💧 💧 💧 💧 💧 💧

NOTES

WEATHER:

LAST NIGHT'S SLEEP: _____ HRS   **QUALITY:** 1   2   3   4   5

ENERGY: 1   2   3   4   5
STRESS: 1   2   3   4   5
MOOD: 1   2   3   4   5

TIME: _____

WEIGHT: _____
TEMPERATURE: _____
BLOOD PRESSURE: _____
PULSE: _____
SUGAR LEVEL: _____

ACTIVITY:

MEDICATIONS

TIME	VITAMIN/MEDICATION	DOSAGE

BOWEL MOVEMENTS

TIME	TYPE	NOTES
	1 2 3 4 5 6 7	
	1 2 3 4 5 6 7	
	1 2 3 4 5 6 7	
	1 2 3 4 5 6 7	
	1 2 3 4 5 6 7	

SYMPTOMS

SYMPTOM	LOCATION ON BODY	SEVERITY (1-10)

DATE: ___ / ___ / ___

DIET

TIME: _____   NOTES

BREAKFAST

TIME: _____   NOTES

LUNCH

TIME: _____   NOTES

DINNER

NOTES

SNACKS

WATER: ○ ○ ○ ○ ○ ○ ○ ○ ○

NOTES

WEATHER:

LAST NIGHT'S SLEEP: _____ HRS   **QUALITY:** 1 2 3 4 5

ENERGY: 1 2 3 4 5
STRESS: 1 2 3 4 5
MOOD: 1 2 3 4 5

ACTIVITY:

TIME: _____
WEIGHT: _____
TEMPERATURE: _____
BLOOD PRESSURE: _____
PULSE: _____
SUGAR LEVEL: _____

MEDICATIONS

TIME	VITAMIN/MEDICATION	DOSAGE

BOWEL MOVEMENTS

TIME	TYPE	NOTES
	1 2 3 4 5 6 7	
	1 2 3 4 5 6 7	
	1 2 3 4 5 6 7	
	1 2 3 4 5 6 7	
	1 2 3 4 5 6 7	

SYMPTOMS

SYMPTOM	LOCATION ON BODY	SEVERITY (1-10)

DATE: /   /

DIET

TIME: _____ NOTES

BREAKFAST

TIME: _____ NOTES

LUNCH

TIME: _____ NOTES

DINNER

NOTES

SNACKS

WATER: ○ ○ ○ ○ ○ ○ ○ ○ ○

NOTES

WEATHER:

LAST NIGHT'S SLEEP: _____ HRS   **QUALITY:** 1   2   3   4   5

ENERGY: 1   2   3   4   5
STRESS: 1   2   3   4   5
MOOD: 1   2   3   4   5

TIME: _____

WEIGHT: _____

TEMPERATURE: _____

BLOOD PRESSURE: _____

PULSE: _____

SUGAR LEVEL: _____

ACTIVITY:

MEDICATIONS

TIME	VITAMIN/MEDICATION	DOSAGE

BOWEL MOVEMENTS

TIME	TYPE	NOTES
	1 2 3 4 5 6 7	
	1 2 3 4 5 6 7	
	1 2 3 4 5 6 7	
	1 2 3 4 5 6 7	
	1 2 3 4 5 6 7	

SYMPTOMS

SYMPTOM	LOCATION ON BODY	SEVERITY (1-10)

DATE: ___ / ___ / ___

DIET

TIME: _____   NOTES

BREAKFAST

TIME: _____   NOTES

LUNCH

TIME: _____   NOTES

DINNER

NOTES

SNACKS

WATER: 💧 💧 💧 💧 💧 💧 💧 💧

NOTES

WEATHER:

LAST NIGHT'S SLEEP: _____ HRS   **QUALITY:** 1 2 3 4 5

ENERGY: 1 2 3 4 5
STRESS: 1 2 3 4 5
MOOD: 1 2 3 4 5

ACTIVITY:

TIME: _____
WEIGHT: _____
TEMPERATURE: _____
BLOOD PRESSURE: _____
PULSE: _____
SUGAR LEVEL: _____

MEDICATIONS

TIME	VITAMIN/MEDICATION	DOSAGE

BOWEL MOVEMENTS

TIME	TYPE	NOTES
	1 2 3 4 5 6 7	
	1 2 3 4 5 6 7	
	1 2 3 4 5 6 7	
	1 2 3 4 5 6 7	
	1 2 3 4 5 6 7	

SYMPTOMS

SYMPTOM	LOCATION ON BODY	SEVERITY (1-10)

DATE: ___ / ___ / ___

DIET

TIME: _____   **NOTES**

BREAKFAST

TIME: _____   **NOTES**

LUNCH

TIME: _____   **NOTES**

DINNER

NOTES

SNACKS

WATER: 💧 💧 💧 💧 💧 💧 💧 💧 💧

NOTES

WEATHER:

LAST NIGHT'S SLEEP: _____ **HRS**   **QUALITY:** 1 2 3 4 5

ENERGY: 1 2 3 4 5
STRESS: 1 2 3 4 5
MOOD: 1 2 3 4 5

ACTIVITY:

TIME: _____
WEIGHT: _____
TEMPERATURE: _____
BLOOD PRESSURE: _____
PULSE: _____
SUGAR LEVEL: _____

MEDICATIONS

TIME	VITAMIN/MEDICATION	DOSAGE

BOWEL MOVEMENTS

TIME	TYPE	NOTES
	1 2 3 4 5 6 7	
	1 2 3 4 5 6 7	
	1 2 3 4 5 6 7	
	1 2 3 4 5 6 7	
	1 2 3 4 5 6 7	

SYMPTOMS

SYMPTOM	LOCATION ON BODY	SEVERITY (1-10)

DATE: ___ / ___ / ___

DIET

TIME: _____   NOTES

BREAKFAST

TIME: _____   NOTES

LUNCH

TIME: _____   NOTES

DINNER

NOTES

SNACKS

WATER: 💧 💧 💧 💧 💧 💧 💧 💧 💧

NOTES

WEATHER:

LAST NIGHT'S SLEEP: _____ HRS   QUALITY: 1   2   3   4   5

ENERGY: 1   2   3   4   5
STRESS: 1   2   3   4   5
MOOD: 1   2   3   4   5

TIME: _____

WEIGHT: _____

TEMPERATURE: _____

BLOOD PRESSURE: _____

PULSE: _____

SUGAR LEVEL: _____

ACTIVITY:

MEDICATIONS

TIME	VITAMIN/MEDICATION	DOSAGE

BOWEL MOVEMENTS

TIME	TYPE	NOTES
	1 2 3 4 5 6 7	
	1 2 3 4 5 6 7	
	1 2 3 4 5 6 7	
	1 2 3 4 5 6 7	
	1 2 3 4 5 6 7	

SYMPTOMS

SYMPTOM	LOCATION ON BODY	SEVERITY (1-10)

DATE: ___ / ___ / ___

DIET

TIME: _____   NOTES

BREAKFAST

TIME: _____   NOTES

LUNCH

TIME: _____   NOTES

DINNER

NOTES

SNACKS

WATER: 💧 💧 💧 💧 💧 💧 💧 💧 💧

NOTES

WEATHER:

LAST NIGHT'S SLEEP: _____ HRS   **QUALITY:** 1 2 3 4 5

ENERGY: 1 2 3 4 5
STRESS: 1 2 3 4 5
MOOD: 1 2 3 4 5

ACTIVITY:

TIME: _____
WEIGHT: _____
TEMPERATURE: _____
BLOOD PRESSURE: _____
PULSE: _____
SUGAR LEVEL: _____

MEDICATIONS

TIME	VITAMIN/MEDICATION	DOSAGE

BOWEL MOVEMENTS

TIME	TYPE	NOTES
	1 2 3 4 5 6 7	
	1 2 3 4 5 6 7	
	1 2 3 4 5 6 7	
	1 2 3 4 5 6 7	
	1 2 3 4 5 6 7	

SYMPTOMS

SYMPTOM	LOCATION ON BODY	SEVERITY (1-10)

DATE: ___ / ___ / ___

DIET

TIME: _____   **NOTES**

BREAKFAST

TIME: _____   **NOTES**

LUNCH

TIME: _____   **NOTES**

DINNER

NOTES

SNACKS

WATER: 💧 💧 💧 💧 💧 💧 💧 💧 💧

NOTES

WEATHER:

LAST NIGHT'S SLEEP: _____ HRS   **QUALITY:** 1   2   3   4   5

ENERGY: 1   2   3   4   5
STRESS: 1   2   3   4   5
MOOD: 1   2   3   4   5

TIME: _____

WEIGHT: _____

TEMPERATURE: _____

BLOOD PRESSURE: _____

PULSE: _____

SUGAR LEVEL: _____

ACTIVITY:

MEDICATIONS

TIME	VITAMIN/MEDICATION	DOSAGE

BOWEL MOVEMENTS

TIME	TYPE	NOTES
	1 2 3 4 5 6 7	
	1 2 3 4 5 6 7	
	1 2 3 4 5 6 7	
	1 2 3 4 5 6 7	
	1 2 3 4 5 6 7	

SYMPTOMS

SYMPTOM	LOCATION ON BODY	SEVERITY (1-10)

DATE: ___ / ___ / ___

DIET

TIME: _____   NOTES

BREAKFAST

TIME: _____   NOTES

LUNCH

TIME: _____   NOTES

DINNER

NOTES

SNACKS

WATER: 💧 💧 💧 💧 💧 💧 💧 💧 💧

NOTES

WEATHER: _____

LAST NIGHT'S SLEEP: ___ HRS   QUALITY: 1 2 3 4 5

ENERGY: 1 2 3 4 5
STRESS: 1 2 3 4 5
MOOD: 1 2 3 4 5

ACTIVITY:

TIME: _____
WEIGHT: _____
TEMPERATURE: _____
BLOOD PRESSURE: _____
PULSE: _____
SUGAR LEVEL: _____

MEDICATIONS

TIME	VITAMIN/MEDICATION	DOSAGE

BOWEL MOVEMENTS

TIME	TYPE	NOTES
	1 2 3 4 5 6 7	
	1 2 3 4 5 6 7	
	1 2 3 4 5 6 7	
	1 2 3 4 5 6 7	
	1 2 3 4 5 6 7	

SYMPTOMS

SYMPTOM	LOCATION ON BODY	SEVERITY (1-10)

DATE: ___ / ___ / ___

DIET

BREAKFAST
TIME: _____   NOTES

LUNCH
TIME: _____   NOTES

DINNER
TIME: _____   NOTES

SNACKS
NOTES

WATER: 💧 💧 💧 💧 💧 💧 💧 💧 💧

NOTES

WEATHER:

LAST NIGHT'S SLEEP: _____ HRS   **QUALITY:** 1 2 3 4 5

ENERGY: 1 2 3 4 5
STRESS: 1 2 3 4 5
MOOD: 1 2 3 4 5

TIME: _____

WEIGHT: _____

TEMPERATURE: _____

BLOOD PRESSURE: _____

PULSE: _____

SUGAR LEVEL: _____

ACTIVITY:

MEDICATIONS

TIME	VITAMIN/MEDICATION	DOSAGE

BOWEL MOVEMENTS

TIME	TYPE	NOTES
	1 2 3 4 5 6 7	
	1 2 3 4 5 6 7	
	1 2 3 4 5 6 7	
	1 2 3 4 5 6 7	
	1 2 3 4 5 6 7	

SYMPTOMS

SYMPTOM	LOCATION ON BODY	SEVERITY (1-10)

DATE: /   /

DIET

TIME: _____   NOTES

BREAKFAST

TIME: _____   NOTES

LUNCH

TIME: _____   NOTES

DINNER

NOTES

SNACKS

WATER: 💧 💧 💧 💧 💧 💧 💧 💧 💧

NOTES

WEATHER:

LAST NIGHT'S SLEEP: _____ HRS   **QUALITY:** 1 2 3 4 5

ENERGY: 1 2 3 4 5
STRESS: 1 2 3 4 5
MOOD: 1 2 3 4 5

ACTIVITY:

TIME: _____

WEIGHT: _____
TEMPERATURE: _____
BLOOD PRESSURE: _____
PULSE: _____
SUGAR LEVEL: _____

MEDICATIONS

TIME	VITAMIN/MEDICATION	DOSAGE

BOWEL MOVEMENTS

TIME	TYPE	NOTES
	1 2 3 4 5 6 7	
	1 2 3 4 5 6 7	
	1 2 3 4 5 6 7	
	1 2 3 4 5 6 7	
	1 2 3 4 5 6 7	

SYMPTOMS

SYMPTOM	LOCATION ON BODY	SEVERITY (1-10)

DATE: ___ / ___ / ___

DIET

TIME: _____   NOTES

BREAKFAST

TIME: _____   NOTES

LUNCH

TIME: _____   NOTES

DINNER

NOTES

SNACKS

WATER: 💧 💧 💧 💧 💧 💧 💧 💧

NOTES

WEATHER:

LAST NIGHT'S SLEEP: _____ HRS   **QUALITY:** 1   2   3   4   5

ENERGY: 1   2   3   4   5
STRESS: 1   2   3   4   5
MOOD: 1   2   3   4   5

TIME: _____

WEIGHT: _____

TEMPERATURE: _____

BLOOD PRESSURE: _____

PULSE: _____

SUGAR LEVEL: _____

ACTIVITY:

MEDICATIONS

TIME	VITAMIN/MEDICATION	DOSAGE

BOWEL MOVEMENTS

TIME	TYPE	NOTES
	1 2 3 4 5 6 7	
	1 2 3 4 5 6 7	
	1 2 3 4 5 6 7	
	1 2 3 4 5 6 7	
	1 2 3 4 5 6 7	

SYMPTOMS

SYMPTOM	LOCATION ON BODY	SEVERITY (1–10)

DATE: ____ / ____ / ____

DIET

TIME: _____   NOTES

BREAKFAST

TIME: _____   NOTES

LUNCH

TIME: _____   NOTES

DINNER

NOTES

SNACKS

WATER: 💧 💧 💧 💧 💧 💧 💧 💧

NOTES

WEATHER:

LAST NIGHT'S SLEEP: _____ HRS   **QUALITY:** 1   2   3   4   5

ENERGY: 1   2   3   4   5
STRESS: 1   2   3   4   5
MOOD: 1   2   3   4   5

TIME: _____
WEIGHT: _____
TEMPERATURE: _____
BLOOD PRESSURE: _____
PULSE: _____
SUGAR LEVEL: _____

ACTIVITY:

MEDICATIONS

TIME	VITAMIN/MEDICATION	DOSAGE

BOWEL MOVEMENTS

TIME	TYPE	NOTES
	1 2 3 4 5 6 7	
	1 2 3 4 5 6 7	
	1 2 3 4 5 6 7	
	1 2 3 4 5 6 7	
	1 2 3 4 5 6 7	

SYMPTOMS

SYMPTOM	LOCATION ON BODY	SEVERITY (1-10)

DATE: /   /

DIET

TIME: _____   NOTES

BREAKFAST

TIME: _____   NOTES

LUNCH

TIME: _____   NOTES

DINNER

NOTES

SNACKS

WATER: 💧 💧 💧 💧 💧 💧 💧 💧

NOTES

WEATHER:

LAST NIGHT'S SLEEP: _____ HRS   QUALITY: 1   2   3   4   5

ENERGY: 1   2   3   4   5
STRESS: 1   2   3   4   5
MOOD: 1   2   3   4   5

ACTIVITY:

TIME: _____
WEIGHT: _____
TEMPERATURE: _____
BLOOD PRESSURE: _____
PULSE: _____
SUGAR LEVEL: _____

MEDICATIONS

TIME	VITAMIN/MEDICATION	DOSAGE

BOWEL MOVEMENTS

TIME	TYPE	NOTES
	1 2 3 4 5 6 7	
	1 2 3 4 5 6 7	
	1 2 3 4 5 6 7	
	1 2 3 4 5 6 7	
	1 2 3 4 5 6 7	

SYMPTOMS

SYMPTOM	LOCATION ON BODY	SEVERITY (1–10)

DATE: ___ / ___ / ___

DIET

TIME: _____   NOTES

BREAKFAST

TIME: _____   NOTES

LUNCH

TIME: _____   NOTES

DINNER

NOTES

SNACKS

WATER: 💧 💧 💧 💧 💧 💧 💧 💧

NOTES

WEATHER:

LAST NIGHT'S SLEEP: _____ HRS   **QUALITY:** 1   2   3   4   5

ENERGY: 1   2   3   4   5
STRESS: 1   2   3   4   5
MOOD: 1   2   3   4   5

ACTIVITY:

TIME: _____

WEIGHT: _____

TEMPERATURE: _____

BLOOD PRESSURE: _____

PULSE: _____

SUGAR LEVEL: _____

MEDICATIONS

TIME	VITAMIN/MEDICATION	DOSAGE

BOWEL MOVEMENTS

TIME	TYPE	NOTES
	1 2 3 4 5 6 7	
	1 2 3 4 5 6 7	
	1 2 3 4 5 6 7	
	1 2 3 4 5 6 7	
	1 2 3 4 5 6 7	

SYMPTOMS

SYMPTOM	LOCATION ON BODY	SEVERITY (1-10)

DATE: /   /

DIET

TIME: _____   **NOTES**

BREAKFAST

TIME: _____   **NOTES**

LUNCH

TIME: _____   **NOTES**

DINNER

                                                          NOTES

SNACKS

WATER: ⬨ ⬨ ⬨ ⬨ ⬨ ⬨ ⬨ ⬨

NOTES

WEATHER:

LAST NIGHT'S SLEEP: _____ **HRS**   **QUALITY:** 1 2 3 4 5

ENERGY: 1 2 3 4 5
STRESS: 1 2 3 4 5
MOOD: 1 2 3 4 5

TIME: _____
WEIGHT: _____
TEMPERATURE: _____
BLOOD PRESSURE: _____
PULSE: _____
SUGAR LEVEL: _____

ACTIVITY:

MEDICATIONS

TIME	VITAMIN/MEDICATION	DOSAGE

BOWEL MOVEMENTS

TIME	TYPE	NOTES
	1 2 3 4 5 6 7	
	1 2 3 4 5 6 7	
	1 2 3 4 5 6 7	
	1 2 3 4 5 6 7	
	1 2 3 4 5 6 7	

SYMPTOMS

SYMPTOM	LOCATION ON BODY	SEVERITY (1-10)

DATE: ___ / ___ / ___

DIET

TIME: _____   NOTES

BREAKFAST

TIME: _____   NOTES

LUNCH

TIME: _____   NOTES

DINNER

NOTES

SNACKS

WATER: ◊ ◊ ◊ ◊ ◊ ◊ ◊ ◊

NOTES

WEATHER:

LAST NIGHT'S SLEEP: _____ **HRS**   **QUALITY:** 1 2 3 4 5

ENERGY: 1 2 3 4 5
STRESS: 1 2 3 4 5
MOOD: 1 2 3 4 5

ACTIVITY:

TIME: _____
WEIGHT: _____
TEMPERATURE: _____
BLOOD PRESSURE: _____
PULSE: _____
SUGAR LEVEL: _____

MEDICATIONS

TIME	VITAMIN/MEDICATION	DOSAGE

BOWEL MOVEMENTS

TIME	TYPE	NOTES
	1 2 3 4 5 6 7	
	1 2 3 4 5 6 7	
	1 2 3 4 5 6 7	
	1 2 3 4 5 6 7	
	1 2 3 4 5 6 7	

SYMPTOMS

SYMPTOM	LOCATION ON BODY	SEVERITY (1-10)

DATE: ___ / ___ / ___

DIET

TIME: _____ NOTES

BREAKFAST

TIME: _____ NOTES

LUNCH

TIME: _____ NOTES

DINNER

NOTES

SNACKS

WATER: 💧 💧 💧 💧 💧 💧 💧 💧 💧

NOTES

WEATHER:

LAST NIGHT'S SLEEP: _____ HRS   **QUALITY:**   1   2   3   4   5

ENERGY: 1   2   3   4   5
STRESS: 1   2   3   4   5
MOOD: 1   2   3   4   5

TIME: _____

WEIGHT: _____

TEMPERATURE: _____

BLOOD PRESSURE: _____

PULSE: _____

SUGAR LEVEL: _____

ACTIVITY:

MEDICATIONS

TIME	VITAMIN/MEDICATION	DOSAGE

BOWEL MOVEMENTS

TIME	TYPE	NOTES
	1 2 3 4 5 6 7	
	1 2 3 4 5 6 7	
	1 2 3 4 5 6 7	
	1 2 3 4 5 6 7	
	1 2 3 4 5 6 7	

SYMPTOMS

SYMPTOM	LOCATION ON BODY	SEVERITY (1–10)

DATE: ___ / ___ / ___

DIET

TIME: _____   **NOTES**

BREAKFAST

TIME: _____   **NOTES**

LUNCH

TIME: _____   **NOTES**

DINNER

NOTES

SNACKS

WATER: 💧 💧 💧 💧 💧 💧 💧 💧

NOTES

WEATHER:

LAST NIGHT'S SLEEP: _____ HRS   **QUALITY:** 1 2 3 4 5

ENERGY: 1 2 3 4 5
STRESS: 1 2 3 4 5
MOOD: 1 2 3 4 5

TIME: _____

WEIGHT: _____
TEMPERATURE: _____
BLOOD PRESSURE: _____
PULSE: _____
SUGAR LEVEL: _____

ACTIVITY:

MEDICATIONS

TIME	VITAMIN/MEDICATION	DOSAGE

BOWEL MOVEMENTS

TIME	TYPE	NOTES
	1 2 3 4 5 6 7	
	1 2 3 4 5 6 7	
	1 2 3 4 5 6 7	
	1 2 3 4 5 6 7	
	1 2 3 4 5 6 7	

SYMPTOMS

SYMPTOM	LOCATION ON BODY	SEVERITY (1-10)

DATE: ___ / ___ / ___

DIET

TIME: _____   **NOTES**

BREAKFAST

TIME: _____   **NOTES**

LUNCH

TIME: _____   **NOTES**

DINNER

NOTES

SNACKS

WATER: 💧 💧 💧 💧 💧 💧 💧 💧 💧

NOTES

WEATHER:

LAST NIGHT'S SLEEP: _____ HRS   **QUALITY:** 1   2   3   4   5

ENERGY: 1   2   3   4   5
STRESS: 1   2   3   4   5
MOOD: 1   2   3   4   5

ACTIVITY:

TIME: _____

WEIGHT: _____
TEMPERATURE: _____
BLOOD PRESSURE: _____
PULSE: _____
SUGAR LEVEL: _____

MEDICATIONS

TIME	VITAMIN/MEDICATION	DOSAGE

BOWEL MOVEMENTS

TIME	TYPE	NOTES
	1 2 3 4 5 6 7	
	1 2 3 4 5 6 7	
	1 2 3 4 5 6 7	
	1 2 3 4 5 6 7	
	1 2 3 4 5 6 7	

SYMPTOMS

SYMPTOM	LOCATION ON BODY	SEVERITY (1-10)

DATE: ___ / ___ / ___

DIET

TIME: _____   NOTES

BREAKFAST

TIME: _____   NOTES

LUNCH

TIME: _____   NOTES

DINNER

NOTES

SNACKS

WATER: 💧 💧 💧 💧 💧 💧 💧 💧

NOTES

WEATHER:

LAST NIGHT'S SLEEP: _____ HRS   **QUALITY:** 1 2 3 4 5

ENERGY: 1 2 3 4 5
STRESS: 1 2 3 4 5
MOOD: 1 2 3 4 5

TIME: _____

WEIGHT: _____

TEMPERATURE: _____

BLOOD PRESSURE: _____

PULSE: _____

SUGAR LEVEL: _____

ACTIVITY:

MEDICATIONS

TIME	VITAMIN/MEDICATION	DOSAGE

BOWEL MOVEMENTS

TIME	TYPE	NOTES
	1 2 3 4 5 6 7	
	1 2 3 4 5 6 7	
	1 2 3 4 5 6 7	
	1 2 3 4 5 6 7	
	1 2 3 4 5 6 7	

SYMPTOMS

SYMPTOM	LOCATION ON BODY	SEVERITY (1-10)

DATE: ___ / ___ / ___

DIET

TIME: _____   **NOTES**

BREAKFAST

TIME: _____   **NOTES**

LUNCH

TIME: _____   **NOTES**

DINNER

NOTES

SNACKS

WATER: ○ ○ ○ ○ ○ ○ ○ ○

NOTES

WEATHER:

LAST NIGHT'S SLEEP: _____ HRS   **QUALITY:** 1 2 3 4 5

ENERGY: 1 2 3 4 5
STRESS: 1 2 3 4 5
MOOD: 1 2 3 4 5

ACTIVITY:

TIME: _____
WEIGHT: _____
TEMPERATURE: _____
BLOOD PRESSURE: _____
PULSE: _____
SUGAR LEVEL: _____

MEDICATIONS

TIME	VITAMIN/MEDICATION	DOSAGE

BOWEL MOVEMENTS

TIME	TYPE	NOTES
	1 2 3 4 5 6 7	
	1 2 3 4 5 6 7	
	1 2 3 4 5 6 7	
	1 2 3 4 5 6 7	
	1 2 3 4 5 6 7	

SYMPTOMS

SYMPTOM	LOCATION ON BODY	SEVERITY (1–10)

DATE: /   /

DIET

TIME: _____   NOTES

BREAKFAST

TIME: _____   NOTES

LUNCH

TIME: _____   NOTES

DINNER

NOTES

SNACKS

WATER: 💧 💧 💧 💧 💧 💧 💧 💧 💧

NOTES

WEATHER:

LAST NIGHT'S SLEEP: _____ HRS   QUALITY: 1   2   3   4   5

ENERGY: 1   2   3   4   5
STRESS: 1   2   3   4   5
MOOD: 1   2   3   4   5

ACTIVITY:

TIME: _____

WEIGHT: _____

TEMPERATURE: _____

BLOOD PRESSURE: _____

PULSE: _____

SUGAR LEVEL: _____

MEDICATIONS

TIME	VITAMIN/MEDICATION	DOSAGE

BOWEL MOVEMENTS

TIME	TYPE	NOTES
	1 2 3 4 5 6 7	
	1 2 3 4 5 6 7	
	1 2 3 4 5 6 7	
	1 2 3 4 5 6 7	
	1 2 3 4 5 6 7	

SYMPTOMS

SYMPTOM	LOCATION ON BODY	SEVERITY (1-10)

DATE: ___ / ___ / ___

DIET

TIME: _____   NOTES

BREAKFAST

TIME: _____   NOTES

LUNCH

TIME: _____   NOTES

DINNER

NOTES

SNACKS

WATER: 💧 💧 💧 💧 💧 💧 💧 💧 💧

NOTES

WEATHER:

LAST NIGHT'S SLEEP: _____ HRS   **QUALITY:** 1   2   3   4   5

ENERGY: 1   2   3   4   5
STRESS: 1   2   3   4   5
MOOD: 1   2   3   4   5

TIME: _____

WEIGHT: _____

TEMPERATURE: _____

BLOOD PRESSURE: _____

PULSE: _____

SUGAR LEVEL: _____

ACTIVITY:

MEDICATIONS

TIME	VITAMIN/MEDICATION	DOSAGE

BOWEL MOVEMENTS

TIME	TYPE	NOTES
	1 2 3 4 5 6 7	
	1 2 3 4 5 6 7	
	1 2 3 4 5 6 7	
	1 2 3 4 5 6 7	
	1 2 3 4 5 6 7	

SYMPTOMS

SYMPTOM	LOCATION ON BODY	SEVERITY (1–10)

DATE: /   /

DIET

TIME: _____   NOTES

BREAKFAST

TIME: _____   NOTES

LUNCH

TIME: _____   NOTES

DINNER

                                   NOTES

SNACKS

WATER: ○ ○ ○ ○ ○ ○ ○ ○ ○

NOTES

WEATHER:

LAST NIGHT'S SLEEP: _____ HRS   **QUALITY:** 1 2 3 4 5

ENERGY: 1 2 3 4 5
STRESS: 1 2 3 4 5
MOOD: 1 2 3 4 5

ACTIVITY:

TIME: _____
WEIGHT: _____
TEMPERATURE: _____
BLOOD PRESSURE: _____
PULSE: _____
SUGAR LEVEL: _____

MEDICATIONS

TIME	VITAMIN/MEDICATION	DOSAGE

BOWEL MOVEMENTS

TIME	TYPE	NOTES
	1 2 3 4 5 6 7	
	1 2 3 4 5 6 7	
	1 2 3 4 5 6 7	
	1 2 3 4 5 6 7	
	1 2 3 4 5 6 7	

SYMPTOMS

SYMPTOM	LOCATION ON BODY	SEVERITY (1–10)

DATE: /   /

DIET

TIME: _____ NOTES

BREAKFAST

TIME: _____ NOTES

LUNCH

TIME: _____ NOTES

DINNER

NOTES

SNACKS

WATER: ◊ ◊ ◊ ◊ ◊ ◊ ◊ ◊ ◊

NOTES

WEATHER:

LAST NIGHT'S SLEEP: _____ HRS **QUALITY:** 1 2 3 4 5

ENERGY: 1 2 3 4 5
STRESS: 1 2 3 4 5
MOOD: 1 2 3 4 5

TIME: _____

WEIGHT: _____

TEMPERATURE: _____

BLOOD PRESSURE: _____

PULSE: _____

SUGAR LEVEL: _____

ACTIVITY:

MEDICATIONS

TIME	VITAMIN/MEDICATION	DOSAGE

BOWEL MOVEMENTS

TIME	TYPE	NOTES
	1 2 3 4 5 6 7	
	1 2 3 4 5 6 7	
	1 2 3 4 5 6 7	
	1 2 3 4 5 6 7	
	1 2 3 4 5 6 7	

SYMPTOMS

SYMPTOM	LOCATION ON BODY	SEVERITY (1-10)

DATE: ___ / ___ / ___

DIET

TIME: _____   **NOTES**

BREAKFAST

TIME: _____   **NOTES**

LUNCH

TIME: _____   **NOTES**

DINNER

NOTES

SNACKS

WATER: 💧 💧 💧 💧 💧 💧 💧 💧

NOTES

WEATHER:

LAST NIGHT'S SLEEP: _____ HRS   **QUALITY:** 1 2 3 4 5

ENERGY: 1 2 3 4 5
STRESS: 1 2 3 4 5
MOOD: 1 2 3 4 5

TIME: _____
WEIGHT: _____
TEMPERATURE: _____
BLOOD PRESSURE: _____
PULSE: _____
SUGAR LEVEL: _____

ACTIVITY:

MEDICATIONS

TIME	VITAMIN/MEDICATION	DOSAGE

BOWEL MOVEMENTS

TIME	TYPE	NOTES
	1 2 3 4 5 6 7	
	1 2 3 4 5 6 7	
	1 2 3 4 5 6 7	
	1 2 3 4 5 6 7	
	1 2 3 4 5 6 7	

SYMPTOMS

SYMPTOM	LOCATION ON BODY	SEVERITY (1-10)

DATE: ___ / ___ / ___

DIET

TIME: _____   NOTES

BREAKFAST

TIME: _____   NOTES

LUNCH

TIME: _____   NOTES

DINNER

                                                        NOTES

SNACKS

WATER: 💧 💧 💧 💧 💧 💧 💧 💧

NOTES

WEATHER:

LAST NIGHT'S SLEEP: _____ HRS   **QUALITY:**   1   2   3   4   5

ENERGY: 1   2   3   4   5
STRESS: 1   2   3   4   5
MOOD: 1   2   3   4   5

TIME: _____

WEIGHT: _____

TEMPERATURE: _____

BLOOD PRESSURE: _____

PULSE: _____

SUGAR LEVEL: _____

ACTIVITY:

MEDICATIONS

TIME	VITAMIN/MEDICATION	DOSAGE

BOWEL MOVEMENTS

TIME	TYPE	NOTES
	1 2 3 4 5 6 7	
	1 2 3 4 5 6 7	
	1 2 3 4 5 6 7	
	1 2 3 4 5 6 7	
	1 2 3 4 5 6 7	

SYMPTOMS

SYMPTOM	LOCATION ON BODY	SEVERITY (1-10)

DATE: ___/___/___

DIET

TIME: _____ NOTES

BREAKFAST

TIME: _____ NOTES

LUNCH

TIME: _____ NOTES

DINNER

NOTES

SNACKS

WATER: 💧 💧 💧 💧 💧 💧 💧 💧

NOTES

WEATHER:

LAST NIGHT'S SLEEP: _____ HRS   QUALITY: 1   2   3   4   5

ENERGY: 1   2   3   4   5
STRESS: 1   2   3   4   5
MOOD: 1   2   3   4   5

ACTIVITY:

TIME: _____
WEIGHT: _____
TEMPERATURE: _____
BLOOD PRESSURE: _____
PULSE: _____
SUGAR LEVEL: _____

MEDICATIONS

TIME	VITAMIN/MEDICATION	DOSAGE

BOWEL MOVEMENTS

TIME	TYPE	NOTES
	1 2 3 4 5 6 7	
	1 2 3 4 5 6 7	
	1 2 3 4 5 6 7	
	1 2 3 4 5 6 7	
	1 2 3 4 5 6 7	

SYMPTOMS

SYMPTOM	LOCATION ON BODY	SEVERITY (1-10)

DATE: ___ / ___ / ___

DIET

TIME: _____   NOTES

BREAKFAST

TIME: _____   NOTES

LUNCH

TIME: _____   NOTES

DINNER

NOTES

SNACKS

WATER: 💧 💧 💧 💧 💧 💧 💧 💧

NOTES

WEATHER:

LAST NIGHT'S SLEEP: _____ HRS   QUALITY: 1 2 3 4 5

ENERGY: 1 2 3 4 5
STRESS: 1 2 3 4 5
MOOD: 1 2 3 4 5

TIME: _____

WEIGHT: _____

TEMPERATURE: _____

BLOOD PRESSURE: _____

PULSE: _____

SUGAR LEVEL: _____

ACTIVITY:

MEDICATIONS

TIME	VITAMIN/MEDICATION	DOSAGE

BOWEL MOVEMENTS

TIME	TYPE	NOTES
	1 2 3 4 5 6 7	
	1 2 3 4 5 6 7	
	1 2 3 4 5 6 7	
	1 2 3 4 5 6 7	
	1 2 3 4 5 6 7	

SYMPTOMS

SYMPTOM	LOCATION ON BODY	SEVERITY (1-10)

DATE: /   /

DIET

TIME: _____   NOTES

BREAKFAST

TIME: _____   NOTES

LUNCH

TIME: _____   NOTES

DINNER

                                                        NOTES

SNACKS

WATER: ○ ○ ○ ○ ○ ○ ○ ○ ○

NOTES

WEATHER:

LAST NIGHT'S SLEEP: _____ HRS   QUALITY: 1 2 3 4 5

ENERGY: 1 2 3 4 5
STRESS: 1 2 3 4 5
MOOD: 1 2 3 4 5

TIME: _____

WEIGHT: _____

TEMPERATURE: _____

BLOOD PRESSURE: _____

PULSE: _____

SUGAR LEVEL: _____

ACTIVITY:

MEDICATIONS

TIME	VITAMIN/MEDICATION	DOSAGE

BOWEL MOVEMENTS

TIME	TYPE	NOTES
	1 2 3 4 5 6 7	
	1 2 3 4 5 6 7	
	1 2 3 4 5 6 7	
	1 2 3 4 5 6 7	
	1 2 3 4 5 6 7	

SYMPTOMS

SYMPTOM	LOCATION ON BODY	SEVERITY (1-10)

DATE: ___ / ___ / ___

DIET

TIME: _____ NOTES

BREAKFAST

TIME: _____ NOTES

LUNCH

TIME: _____ NOTES

DINNER

NOTES

SNACKS

WATER: 💧 💧 💧 💧 💧 💧 💧 💧

NOTES

WEATHER:

LAST NIGHT'S SLEEP: _____ HRS   **QUALITY:** 1   2   3   4   5

ENERGY: 1   2   3   4   5
STRESS: 1   2   3   4   5
MOOD: 1   2   3   4   5

ACTIVITY:

TIME: _____

WEIGHT: _____

TEMPERATURE: _____

BLOOD PRESSURE: _____

PULSE: _____

SUGAR LEVEL: _____

MEDICATIONS

TIME	VITAMIN/MEDICATION	DOSAGE

BOWEL MOVEMENTS

TIME	TYPE	NOTES
	1 2 3 4 5 6 7	
	1 2 3 4 5 6 7	
	1 2 3 4 5 6 7	
	1 2 3 4 5 6 7	
	1 2 3 4 5 6 7	

SYMPTOMS

SYMPTOM	LOCATION ON BODY	SEVERITY (1–10)

DATE: ___ / ___ / ___

DIET

TIME: _____   **NOTES**

BREAKFAST

TIME: _____   **NOTES**

LUNCH

TIME: _____   **NOTES**

DINNER

NOTES

SNACKS

WATER: ○ ○ ○ ○ ○ ○ ○ ○ ○

NOTES

WEATHER:

LAST NIGHT'S SLEEP: _____ HRS   **QUALITY:** 1 2 3 4 5

ENERGY: 1 2 3 4 5
STRESS: 1 2 3 4 5
MOOD: 1 2 3 4 5

TIME: _____

WEIGHT: _____

TEMPERATURE: _____

BLOOD PRESSURE: _____

PULSE: _____

SUGAR LEVEL: _____

ACTIVITY:

MEDICATIONS

TIME	VITAMIN/MEDICATION	DOSAGE

BOWEL MOVEMENTS

TIME	TYPE	NOTES
	1 2 3 4 5 6 7	
	1 2 3 4 5 6 7	
	1 2 3 4 5 6 7	
	1 2 3 4 5 6 7	
	1 2 3 4 5 6 7	

SYMPTOMS

SYMPTOM	LOCATION ON BODY	SEVERITY (1–10)

DATE: /   /

DIET

TIME: _____   NOTES

BREAKFAST

TIME: _____   NOTES

LUNCH

TIME: _____   NOTES

DINNER

                                                       NOTES

SNACKS

WATER: 💧 💧 💧 💧 💧 💧 💧 💧

NOTES

WEATHER:

LAST NIGHT'S SLEEP: _____ HRS   **QUALITY:** 1   2   3   4   5

ENERGY: 1   2   3   4   5
STRESS: 1   2   3   4   5
MOOD: 1   2   3   4   5

TIME: _____

WEIGHT: _____

TEMPERATURE: _____

BLOOD PRESSURE: _____

PULSE: _____

SUGAR LEVEL: _____

ACTIVITY:

MEDICATIONS

TIME	VITAMIN/MEDICATION	DOSAGE

BOWEL MOVEMENTS

TIME	TYPE	NOTES
	1 2 3 4 5 6 7	
	1 2 3 4 5 6 7	
	1 2 3 4 5 6 7	
	1 2 3 4 5 6 7	
	1 2 3 4 5 6 7	

SYMPTOMS

SYMPTOM	LOCATION ON BODY	SEVERITY (1–10)

DATE: /   /

DIET

TIME: _____   NOTES

BREAKFAST

TIME: _____   NOTES

LUNCH

TIME: _____   NOTES

DINNER

NOTES

SNACKS

WATER: ○ ○ ○ ○ ○ ○ ○ ○ ○

NOTES

WEATHER: _____

LAST NIGHT'S SLEEP: _____ HRS   QUALITY: 1 2 3 4 5

ENERGY: 1 2 3 4 5
STRESS: 1 2 3 4 5
MOOD: 1 2 3 4 5

ACTIVITY:

TIME: _____
WEIGHT: _____
TEMPERATURE: _____
BLOOD PRESSURE: _____
PULSE: _____
SUGAR LEVEL: _____

MEDICATIONS

TIME	VITAMIN/MEDICATION	DOSAGE

BOWEL MOVEMENTS

TIME	TYPE	NOTES
	1 2 3 4 5 6 7	
	1 2 3 4 5 6 7	
	1 2 3 4 5 6 7	
	1 2 3 4 5 6 7	
	1 2 3 4 5 6 7	

SYMPTOMS

SYMPTOM	LOCATION ON BODY	SEVERITY (1–10)

DATE: ___ / ___ / ___

DIET

TIME: _____   NOTES

BREAKFAST

TIME: _____   NOTES

LUNCH

TIME: _____   NOTES

DINNER

NOTES

SNACKS

WATER: 💧 💧 💧 💧 💧 💧 💧 💧 💧

NOTES

WEATHER:

LAST NIGHT'S SLEEP: _____ HRS   **QUALITY:** 1 2 3 4 5

ENERGY: 1 2 3 4 5
STRESS: 1 2 3 4 5
MOOD: 1 2 3 4 5

TIME: _____

WEIGHT: _____
TEMPERATURE: _____
BLOOD PRESSURE: _____
PULSE: _____
SUGAR LEVEL: _____

ACTIVITY:

MEDICATIONS

TIME	VITAMIN/MEDICATION	DOSAGE

BOWEL MOVEMENTS

TIME	TYPE	NOTES
	1 2 3 4 5 6 7	
	1 2 3 4 5 6 7	
	1 2 3 4 5 6 7	
	1 2 3 4 5 6 7	
	1 2 3 4 5 6 7	

SYMPTOMS

SYMPTOM	LOCATION ON BODY	SEVERITY (1-10)

DATE: ___ / ___ / ___

DIET

TIME: _____   **NOTES**

BREAKFAST

TIME: _____   **NOTES**

LUNCH

TIME: _____   **NOTES**

DINNER

NOTES

SNACKS

WATER: 💧 💧 💧 💧 💧 💧 💧 💧

NOTES

WEATHER:

LAST NIGHT'S SLEEP: _____ HRS   **QUALITY:** 1 2 3 4 5

ENERGY: 1 2 3 4 5
STRESS: 1 2 3 4 5
MOOD: 1 2 3 4 5

ACTIVITY:

TIME: _____

WEIGHT: _____

TEMPERATURE: _____

BLOOD PRESSURE: _____

PULSE: _____

SUGAR LEVEL: _____

MEDICATIONS

TIME	VITAMIN/MEDICATION	DOSAGE

BOWEL MOVEMENTS

TIME	TYPE	NOTES
	1 2 3 4 5 6 7	
	1 2 3 4 5 6 7	
	1 2 3 4 5 6 7	
	1 2 3 4 5 6 7	
	1 2 3 4 5 6 7	

SYMPTOMS

SYMPTOM	LOCATION ON BODY	SEVERITY (1-10)

DATE: ___ / ___ / ___

DIET

TIME: _____ NOTES

BREAKFAST

TIME: _____ NOTES

LUNCH

TIME: _____ NOTES

DINNER

NOTES

SNACKS

WATER: 💧 💧 💧 💧 💧 💧 💧 💧

NOTES

WEATHER:

LAST NIGHT'S SLEEP: _____ **HRS**   **QUALITY:** 1 2 3 4 5

ENERGY: 1 2 3 4 5
STRESS: 1 2 3 4 5
MOOD: 1 2 3 4 5

TIME: _____

WEIGHT: _____
TEMPERATURE: _____
BLOOD PRESSURE: _____
PULSE: _____
SUGAR LEVEL: _____

ACTIVITY:

MEDICATIONS

TIME	VITAMIN/MEDICATION	DOSAGE

BOWEL MOVEMENTS

TIME	TYPE	NOTES
	1 2 3 4 5 6 7	
	1 2 3 4 5 6 7	
	1 2 3 4 5 6 7	
	1 2 3 4 5 6 7	
	1 2 3 4 5 6 7	

SYMPTOMS

SYMPTOM	LOCATION ON BODY	SEVERITY (1–10)

DATE: / /

DIET

TIME: _____   **NOTES**

BREAKFAST

TIME: _____   **NOTES**

LUNCH

TIME: _____   **NOTES**

DINNER

     NOTES

SNACKS

WATER: 💧 💧 💧 💧 💧 💧 💧 💧 💧

NOTES

WEATHER:

LAST NIGHT'S SLEEP: _____ HRS   **QUALITY:** 1 2 3 4 5

ENERGY: 1 2 3 4 5
STRESS: 1 2 3 4 5
MOOD: 1 2 3 4 5

TIME: _____

WEIGHT: _____

TEMPERATURE: _____

BLOOD PRESSURE: _____

PULSE: _____

SUGAR LEVEL: _____

ACTIVITY:

MEDICATIONS

TIME	VITAMIN/MEDICATION	DOSAGE

BOWEL MOVEMENTS

TIME	TYPE	NOTES
	1 2 3 4 5 6 7	
	1 2 3 4 5 6 7	
	1 2 3 4 5 6 7	
	1 2 3 4 5 6 7	
	1 2 3 4 5 6 7	

SYMPTOMS

SYMPTOM	LOCATION ON BODY	SEVERITY (1-10)

DATE: /   /

DIET

TIME: _____   NOTES

BREAKFAST

TIME: _____   NOTES

LUNCH

TIME: _____   NOTES

DINNER

NOTES

SNACKS

WATER: ○ ○ ○ ○ ○ ○ ○ ○

NOTES

WEATHER:

LAST NIGHT'S SLEEP: _____ **HRS** **QUALITY:** 1 2 3 4 5

ENERGY: 1 2 3 4 5
STRESS: 1 2 3 4 5
MOOD: 1 2 3 4 5

TIME: _____
WEIGHT: _____
TEMPERATURE: _____
BLOOD PRESSURE: _____
PULSE: _____
SUGAR LEVEL: _____

ACTIVITY:

MEDICATIONS

TIME	VITAMIN/MEDICATION	DOSAGE

BOWEL MOVEMENTS

TIME	TYPE	NOTES
	1 2 3 4 5 6 7	
	1 2 3 4 5 6 7	
	1 2 3 4 5 6 7	
	1 2 3 4 5 6 7	
	1 2 3 4 5 6 7	

SYMPTOMS

SYMPTOM	LOCATION ON BODY	SEVERITY (1–10)

DATE: ___ / ___ / ___

DIET

TIME: _____   **NOTES**

BREAKFAST

TIME: _____   **NOTES**

LUNCH

TIME: _____   **NOTES**

DINNER

     NOTES

SNACKS

WATER: 💧 💧 💧 💧 💧 💧 💧 💧

NOTES

WEATHER:

LAST NIGHT'S SLEEP: _____ **HRS** **QUALITY:** 1 2 3 4 5

ENERGY: 1 2 3 4 5
STRESS: 1 2 3 4 5
MOOD: 1 2 3 4 5

TIME: _____

WEIGHT: _____

TEMPERATURE: _____

BLOOD PRESSURE: _____

PULSE: _____

SUGAR LEVEL: _____

ACTIVITY:

MEDICATIONS

TIME	VITAMIN/MEDICATION	DOSAGE

BOWEL MOVEMENTS

TIME	TYPE	NOTES
	1 2 3 4 5 6 7	
	1 2 3 4 5 6 7	
	1 2 3 4 5 6 7	
	1 2 3 4 5 6 7	
	1 2 3 4 5 6 7	

SYMPTOMS

SYMPTOM	LOCATION ON BODY	SEVERITY (1–10)

DATE: ___ / ___ / ___

DIET

TIME: _____ **NOTES**

BREAKFAST

TIME: _____ **NOTES**

LUNCH

TIME: _____ **NOTES**

DINNER

NOTES

SNACKS

WATER: 💧 💧 💧 💧 💧 💧 💧 💧 💧

NOTES

WEATHER:

LAST NIGHT'S SLEEP: _____ **HRS**   **QUALITY:** 1 2 3 4 5

ENERGY: 1 2 3 4 5
STRESS: 1 2 3 4 5
MOOD: 1 2 3 4 5

TIME: _____
WEIGHT: _____
TEMPERATURE: _____
BLOOD PRESSURE: _____
PULSE: _____
SUGAR LEVEL: _____

ACTIVITY:

MEDICATIONS

TIME	VITAMIN/MEDICATION	DOSAGE

BOWEL MOVEMENTS

TIME	TYPE	NOTES
	1 2 3 4 5 6 7	
	1 2 3 4 5 6 7	
	1 2 3 4 5 6 7	
	1 2 3 4 5 6 7	
	1 2 3 4 5 6 7	

SYMPTOMS

SYMPTOM	LOCATION ON BODY	SEVERITY (1–10)

DATE: /   /

DIET

TIME: _____   NOTES

BREAKFAST

TIME: _____   NOTES

LUNCH

TIME: _____   NOTES

DINNER

NOTES

SNACKS

WATER: 💧 💧 💧 💧 💧 💧 💧 💧

NOTES

WEATHER:

LAST NIGHT'S SLEEP: _____ **HRS**   **QUALITY:** 1 2 3 4 5

ENERGY: 1 2 3 4 5
STRESS: 1 2 3 4 5
MOOD: 1 2 3 4 5

TIME: _____

WEIGHT: _____
TEMPERATURE: _____
BLOOD PRESSURE: _____
PULSE: _____
SUGAR LEVEL: _____

ACTIVITY:

MEDICATIONS

TIME	VITAMIN/MEDICATION	DOSAGE

BOWEL MOVEMENTS

TIME	TYPE	NOTES
	1 2 3 4 5 6 7	
	1 2 3 4 5 6 7	
	1 2 3 4 5 6 7	
	1 2 3 4 5 6 7	
	1 2 3 4 5 6 7	

SYMPTOMS

SYMPTOM	LOCATION ON BODY	SEVERITY (1-10)

DATE: ___ / ___ / ___

DIET

TIME: _____   **NOTES**

BREAKFAST

TIME: _____   **NOTES**

LUNCH

TIME: _____   **NOTES**

DINNER

NOTES

SNACKS

WATER: 💧 💧 💧 💧 💧 💧 💧 💧 💧

NOTES

WEATHER:

LAST NIGHT'S SLEEP: _____ **HRS** **QUALITY:** 1 2 3 4 5

ENERGY: 1 2 3 4 5
STRESS: 1 2 3 4 5
MOOD: 1 2 3 4 5

TIME: _____

WEIGHT: _____
TEMPERATURE: _____
BLOOD PRESSURE: _____
PULSE: _____
SUGAR LEVEL: _____

ACTIVITY:

MEDICATIONS

TIME	VITAMIN/MEDICATION	DOSAGE

BOWEL MOVEMENTS

TIME	TYPE	NOTES
	1 2 3 4 5 6 7	
	1 2 3 4 5 6 7	
	1 2 3 4 5 6 7	
	1 2 3 4 5 6 7	
	1 2 3 4 5 6 7	

SYMPTOMS

SYMPTOM	LOCATION ON BODY	SEVERITY (1–10)

DATE: ___ / ___ / ___

DIET

TIME: _____

BREAKFAST

NOTES

TIME: _____

LUNCH

NOTES

TIME: _____

DINNER

NOTES

SNACKS

NOTES

WATER: 💧 💧 💧 💧 💧 💧 💧 💧 💧

NOTES

WEATHER:

LAST NIGHT'S SLEEP: _____ HRS   **QUALITY:** 1 2 3 4 5

ENERGY: 1 2 3 4 5
STRESS: 1 2 3 4 5
MOOD: 1 2 3 4 5

TIME: _____

WEIGHT: _____

TEMPERATURE: _____

BLOOD PRESSURE: _____

PULSE: _____

SUGAR LEVEL: _____

ACTIVITY:

MEDICATIONS

TIME	VITAMIN/MEDICATION	DOSAGE

BOWEL MOVEMENTS

TIME	TYPE	NOTES
	1 2 3 4 5 6 7	
	1 2 3 4 5 6 7	
	1 2 3 4 5 6 7	
	1 2 3 4 5 6 7	
	1 2 3 4 5 6 7	

SYMPTOMS

SYMPTOM	LOCATION ON BODY	SEVERITY (1–10)

DATE: /   /

DIET

TIME: _____   NOTES

BREAKFAST

TIME: _____   NOTES

LUNCH

TIME: _____   NOTES

DINNER

NOTES

SNACKS

WATER: 💧 💧 💧 💧 💧 💧 💧 💧

NOTES

WEATHER:

LAST NIGHT'S SLEEP: _____ HRS   QUALITY: 1   2   3   4   5

ENERGY: 1 2 3 4 5
STRESS: 1 2 3 4 5
MOOD: 1 2 3 4 5

TIME: _____

WEIGHT: _____

TEMPERATURE: _____

BLOOD PRESSURE: _____

PULSE: _____

SUGAR LEVEL: _____

ACTIVITY:

MEDICATIONS

TIME	VITAMIN/MEDICATION	DOSAGE

BOWEL MOVEMENTS

TIME	TYPE	NOTES
	1 2 3 4 5 6 7	
	1 2 3 4 5 6 7	
	1 2 3 4 5 6 7	
	1 2 3 4 5 6 7	
	1 2 3 4 5 6 7	

SYMPTOMS

SYMPTOM	LOCATION ON BODY	SEVERITY (1-10)

DATE: ___ / ___ / ___

DIET

TIME: _____ NOTES

BREAKFAST

TIME: _____ NOTES

LUNCH

TIME: _____ NOTES

DINNER

NOTES

SNACKS

WATER: 💧 💧 💧 💧 💧 💧 💧 💧

NOTES

WEATHER:

LAST NIGHT'S SLEEP: _____ HRS   **QUALITY:** 1 2 3 4 5

ENERGY: 1 2 3 4 5
STRESS: 1 2 3 4 5
MOOD: 1 2 3 4 5

ACTIVITY:

TIME: _____
WEIGHT: _____
TEMPERATURE: _____
BLOOD PRESSURE: _____
PULSE: _____
SUGAR LEVEL: _____

MEDICATIONS

TIME	VITAMIN/MEDICATION	DOSAGE

BOWEL MOVEMENTS

TIME	TYPE	NOTES
	1 2 3 4 5 6 7	
	1 2 3 4 5 6 7	
	1 2 3 4 5 6 7	
	1 2 3 4 5 6 7	
	1 2 3 4 5 6 7	

SYMPTOMS

SYMPTOM	LOCATION ON BODY	SEVERITY (1-10)

DATE: ___ / ___ / ___

DIET

TIME: _____ **NOTES**

BREAKFAST

TIME: _____ **NOTES**

LUNCH

TIME: _____ **NOTES**

DINNER

NOTES

SNACKS

WATER: 💧 💧 💧 💧 💧 💧 💧 💧 💧

NOTES

WEATHER:

LAST NIGHT'S SLEEP: _____ HRS   **QUALITY:** 1 2 3 4 5

ENERGY: 1 2 3 4 5
STRESS: 1 2 3 4 5
MOOD: 1 2 3 4 5

TIME: _____
WEIGHT: _____
TEMPERATURE: _____
BLOOD PRESSURE: _____
PULSE: _____
SUGAR LEVEL: _____

ACTIVITY:

MEDICATIONS

TIME	VITAMIN/MEDICATION	DOSAGE

BOWEL MOVEMENTS

TIME	TYPE	NOTES
	1 2 3 4 5 6 7	
	1 2 3 4 5 6 7	
	1 2 3 4 5 6 7	
	1 2 3 4 5 6 7	
	1 2 3 4 5 6 7	

SYMPTOMS

SYMPTOM	LOCATION ON BODY	SEVERITY (1–10)

Copyright © 2021 by Rockridge Press, Emeryville, California

No part of this publication may be reproduced, stored in a retrieval system, or transmitted in any form or by any means, electronic, mechanical, photocopying, recording, scanning, or otherwise, except as permitted under Sections 107 or 108 of the 1976 United States Copyright Act, without the prior written permission of the Publisher. Requests to the Publisher for permission should be addressed to the Permissions Department, Rockridge Press, 6005 Shellmound Street, Suite 175, Emeryville, CA 94608.

Limit of Liability/Disclaimer of Warranty: The Publisher and the author make no representations or warranties with respect to the accuracy or completeness of the contents of this work and specifically disclaim all warranties, including without limitation warranties of fitness for a particular purpose. No warranty may be created or extended by sales or promotional materials. The advice and strategies contained herein may not be suitable for every situation. This work is sold with the understanding that the Publisher is not engaged in rendering medical, legal, or other professional advice or services. If professional assistance is required, the services of a competent professional person should be sought. Neither the Publisher nor the author shall be liable for damages arising herefrom. The fact that an individual, organization, or website is referred to in this work as a citation and/or potential source of further information does not mean that the author or the Publisher endorses the information the individual, organization, or website may provide or recommendations they/it may make. Further, readers should be aware that websites listed in this work may have changed or disappeared between when this work was written and when it is read.

For general information on our other products and services or to obtain technical support, please contact our Customer Care Department within the United States at (866) 744-2665, or outside the United States at (510) 253-0500.

Rockridge Press publishes its books in a variety of electronic and print formats. Some content that appears in print may not be available in electronic books, and vice versa.

TRADEMARKS: Rockridge Press and the Rockridge Press logo are trademarks or registered trademarks of Callisto Media Inc. and/or its affiliates, in the United States and other countries, and may not be used without written permission. All other trademarks are the property of their respective owners. Rockridge Press is not associated with any product or vendor mentioned in this book.

Interior and Cover Designer: Angie Chiu
Art Producer: Janice Ackerman
Editor: Rebecca Markley
Production Manager: Holly Haydash

Paperback ISBN: 978-1-63807-877-7
R0

CPSIA information can be obtained
at www.ICGtesting.com
Printed in the USA
BVHW051420090122
625822BV00005B/5

9 781638 078777